Orbis

KARL HEINZ REGER

Hildegard Medizin

Die natürlichen Kräuterrezepte und Heilverfahren
der hl. Hildegard von Bingen

Unter Mitarbeit
von Dr. med. Sibylle Reger-Nowy

Orbis Verlag

Herzlich zu danken habe ich meiner Frau, Dr. med. Sibylle Reger-Nowy, meinem Schwiegervater Prof. Dr. med. Herbert Nowy, Herrn Prof. Dr. R. Braun vom Bundesgesundheitsamt, der mir den Einblick in die Monographie-Entwürfe für Heilpflanzen ermöglichte, und vor allem auch Herrn Karl Heinz Reinhard, der das Manuskript gründlich durchsah. Wertvolle Anregungen und Verbesserungsvorschläge erhielt ich auch von Herrn Friedrich Wiedemann (Frankfurt).

Umwelthinweis:
Alle bedruckten Materialien dieses Buchs
sind chlorfrei umd umweltschonend

Illustrationen von Heidrun Urich

Genehmigte Sonderausgabe 1998 Orbis Verlag
für Publizistik GmbH, München

Satz: DTP Bernd Walser
Druck: Presse-Druck Augsburg
Lektorat: Silvia Kuttny
Made in Germany
ISBN 3-572-00854-9

Inhalt

Zur Einführung 7

Woher stammte das Wissen der Heiligen? 9
Das Leben der heiligen Hildegard 10
Das medizinische Werk der »Rheinischen Sibylle« . 11
Die Originalwerke sind verschollen 13
Hildegard-Bücher: Nicht alles muß echt sein . . . 14
Kleiner Exkurs: Von Hildegard bis heute 15
Mittelalterliche »Universalmittel« 16
Das Volk hatte nur die »Apotheke der Natur« . . . 17
Die Wiederentdeckung der Heilkräuter 19
Welt-Wissen über Kräuter wird gesammelt 20
Noch nie wurden Heilpflanzen so sorgfältig untersucht 21
»Die Hildegard-Medizin« 22
Geiersalben und Nachtigallen-Galle 24
Anwendungsvorschriften 25
Die heilenden Wirkstoffe der Pflanzen 27
Heilkräuter sind keine Wundermittel 29
Keine Selbstbehandlung! 31

Die einzelnen Heilpflanzen und ihre Wirkung
(bei Hildegard und heute) 33

Einige praktische Hinweise zum Sammeln, Aufbewahren und Verarbeiten der Heilpflanzen 291

Heilpflanzen: Selbst sammeln oder in der Apotheke kaufen? 293
Gekaufte »Ganzdrogen« sind oft inhaltsreicher . . 293
»Stadtluft« schadet Heilpflanzen 296
So ernten Sie Ihre Kräuter richtig 297
Die Kunst des Trocknens 298
Einfrieren 298
Drogen halten nicht immer sehr lange 298
Die Zubereitung der Gesundheitstees und andere Zubereitungsarten 299

Literatur 301

Beispiele heute möglicher Anwendungsgebiete der pflanzlichen Heilmittel Hildegards von Bingen 307

Deutsche Pflanzennamen 316

Botanische (lateinische) Bezeichnungen . . . 318

Zur Einführung

Der Arzt im Vortragssaal des Münchner Klosters St. Bonifaz beginnt sein Referat mit persönlichen Erinnerungen. Er spricht über die unglücklichen Jahre während des Zweiten Weltkriegs, als Europas Länder vom Krieg überzogen waren und viele Menschen in Gefangenenlagern leiden mußten.
Dr. med. Gottfried Hertzka, aus einer Salzburger Medizinerfamilie stammend, hatte als junger Arzt die Aufgabe, die Insassen eines dieser Lager mit zu betreuen. Doch es war ihm ausdrücklich verboten, für sie Medikamente zu verwenden – auch nicht, als einer der Männer von einem Arbeitseinsatz mit einem komplizierten Knochenbruch zurückgebracht wurde. Dr. Hertzka, schon von Jugend an begeistert von den medizinischen Schriften der heiligen Hildegard, holte sich Schafgarbe, ein Heilkraut, das überall wächst und schon von der heiligen Hildegard als Mittel zur Heilung derart schwerer Verletzungen empfohlen wurde. Die Wunde heilte so, als wäre sie mit den üblichen Medikamenten behandelt worden.
In München lebt ein Kind, das sich einer schweren Herzoperation unterziehen mußte. Es gehört manchmal zum Schicksal dieser Patienten, daß sie bei den geringsten Erkältungen antibiotisch wirkende Mittel einnehmen müssen. Die Eltern dieses Kindes vertrauten sich einem Arzt an, der seine Patienten nach Vorschriften behandelt, die aus den medizinischen Werken der heiligen Hildegard herausgelesen wurden. Das Kind lebt heute glücklich und ist nur ganz selten auf nebenwirkungsreiche Antibiotika angewiesen (auf die bei ihm natürlich sofort zurückgegriffen wird, wenn sich eine gesundheitliche Krise einstellt).

Zwei eindrucksvolle Beispiele, die das Interesse auf eine der großen Frauengestalten des Mittelalters lenken: auf die heilige Hildegard von Bingen (1098–1179).
Die berühmte deutsche Mystikerin hat neben vielen anderen Büchern zwei medizinische Werke hinterlassen, in denen sie unbestritten eine fortschrittliche Krankheitslehre entwickelt und Rezepte für alle nur denkbaren Leiden angegeben hat. Heutige Pharmakologen sind immer noch dabei, den medizinischen Nachweis für die Wirksamkeit von Kräuterzubereitungen zu erbringen, die Hildegard von Bingen bereits vor 800 Jahren beschrieben hat.
Inzwischen haben die Wissenschaftler erkannt, daß die Schafgarbe ätherische Öle enthält, darunter das entzündungshemmende Chamazulen, das die heilende Wirkung der Schafgarbe bei Verletzungen erklärt. Die Schafgarbe ist auch Bestandteil vieler Wundsalben geworden.
Gegen Seitenstechen (Schmerzen in der Lebergegend) empfahl die Heilige zum Beispiel die Mariendistel. Heute hat man festgestellt, daß der Wirkstoffkomplex Silymarin eine so enorme Schutzwirkung für die Leber hat, daß er offenbar sogar – frühzeitig gegeben – gegen das organzerstörende Gift des Knollenblätterpilzes hilft. In den achtziger Jahren wurden viele Giftpilzopfer bereits mit einem aus der Mariendistel gewonnenen Präparat behandelt.
Nicht alles, was sich in den Büchern findet, die der Heiligen zugeschrieben werden, ist aus heutiger Sicht noch vernünftig und anwendbar. Manche Rezepte lesen sich zum Teil schauerlich. Etwa jene, die gegen »Zauberei« und ähnliches helfen sollen. Dabei muß man jedoch berücksichtigen, daß die Anwendungsweisen vor allem für den mittelalterlichen Menschen geschrieben wurden, der an Geister und Dämonen glaubte. Wer überzeugt war, »verzaubert« worden zu sein, konnte sicher durch ein »Zauberkraut« wieder geheilt werden.
Der überwiegende Teil der pflanzlichen Heilmittel Hildegards von Bingen stellt einen unbezahlbaren Wissensschatz dar, aus dem noch unsere Großeltern und Urgroßeltern

schöpften. Sie hatten zu ihrer Zeit meist nichts anderes als pflanzliche Heilmittel zur Verfügung. Und damit erzielten sie oft erstaunliche Heilerfolge.
Mit den faszinierenden Fortschritten der Pharmaindustrie geriet vieles davon zu Unrecht in Vergessenheit. Auch wissen heute meist nur noch ältere Ärzte und Apotheker, daß man während eines 200-Meter-Spaziergangs im Wald oder über eine Wiese schon auf Dutzende von Pflanzen stößt, die heilen können. Inzwischen ist man jedoch dabei, diesen »Bildungsrückstand« wieder aufzuholen. Man weiß mehr über den menschlichen Körper – und auch über die Inhaltsstoffe der Pflanzen. Zugleich zwingen die ins Unendliche steigenden Krankheitskosten die Politiker, auch den durch das soziale Netz der Versicherungen geschützten Bürgern mehr Eigenverantwortung für ihre Gesundheit aufzubürden. Es ist viel von »Selbstmedikation« die Rede. Bei Bagatellkrankheiten soll sich die Familie wieder selbst helfen – wie zu Großmutters Zeiten. Die von der Pharmaindustrie wiederentdeckten pflanzlichen Heilmittel, die zum Teil schon Hildegard von Bingen vor acht Jahrhunderten empfahl und die auch aus heutiger Sicht noch vernünftig sind, können die häusliche Pflege wirksam unterstützen.

Woher stammte das Wissen der Heiligen?

Es gibt drei verschiedene Theorien, warum Hildegard von Bingen schon vor 800 Jahren dieses Wissen haben konnte: Eine Gruppe – dazu zählt der erwähnte, heute in Konstanz wirkende Arzt Dr. Gottfried Hertzka – ist der festen Überzeugung, daß die Mystikerin die Rezepte wie ihre anderen Visionen aus einer anderen Welt diktiert bekam. Dr. Hertzka spricht zum Beispiel wörtlich von der »Sekretärin des Heiligen Geistes«.
Andere glauben, daß sie ihre Erfahrungen als »erste Frauenärztin Deutschlands« niederschrieb.
Eine dritte Gruppe vermutet, daß die Äbtissin das gesammel-

te medizinische Wissen der damaligen Klosterwelt niederlegte und mit Hilfe ihrer Sekretäre auch viele griechische und arabische Schriften heranzog. (Die arabische Wissenschaft hatte damals Mitteleuropa stark beeinflußt. Viele wichtige medizinische Werke, etwa von Constantinus Africanus, waren schon vor Hildegards Geburt ins Lateinische übersetzt worden.)
Unter den Ärzten und Heilpraktikern, die die Hildegard-Medizin heute anwenden, gibt es – je nach der Geistesrichtung – viele, die die alten Rezepte buchstabengetreu befolgen (also z. B. Kräuter in der Sonne trocknen, weil es bei Hildegard so steht, und nicht etwa sanft im Backofen, was heute ja auch ginge), und andere, die alles kritiklos in unsere Zeit übertragen.
Viele berichten über erstaunliche Heilerfolge bei Beschwerden, bei denen andere Methoden versagten.
Hildegards Rezeptbücher enthalten zum Beispiel 62 verschiedene Fiebermittel, 79 Herzmittel, 99 Rheumamittel, 156 Salben gegen alles Denkbare usw. (zitiert nach Dr. Hertzka).

Das Leben der heiligen Hildegard

Doch zuerst sei das Leben der Heiligen kurz geschildert. Sie wurde um 1098 auf der Burg Böckelheim an der Nahe als Kind adeliger Eltern geboren. Schon seit dem fünften Lebensjahr soll sie – wie Papst Eugen III. (1145–1153) später bestätigte – über eine prophetische Begabung verfügt haben. Mit acht Jahren gaben die Eltern Hildegard in das Benediktinerinnenkloster Disibodenberg im ehemaligen Fürstentum Zweibrücken. Sie wurde Nonne und schließlich zur Äbtissin gewählt. Als das Kloster die wachsende Zahl der Ordensfrauen nicht mehr zu fassen vermochte, gründete die Heilige 1147 ein neues Kloster auf dem Rupertsberg bei Bingen. Bis zu ihrem Tod 1179 wirkte sie dort als Äbtissin.
Ab 1141 begann Hildegard ihre Visionen und Offenbarungen niederzuschreiben. Gleichzeitig korrespondierte sie mit den

Mächtigen ihrer Zeit und unternahm ausgedehnte Predigtreisen. Ihr Ansehen wurde so groß, daß geistliche und weltliche Würdenträger sie in wichtigen Angelegenheiten regelmäßig um Entscheidungen baten.
In der »Rheinischen Sibylle« vermischten sich – wie Will Durant in seiner »Kulturgeschichte der Menschheit« schreibt – »auf ungewöhnliche Weise Verwaltertalent und Sehertum, Pietismus und radikale Gedanken, Dichtung und Wissenschaft, die Ärztin und Heilige«.
Als Mystikerin rechnen Theologen sie zu den Vertretern der »prophetischen Mystik« (wie außer ihr zum Beispiel Birgitta von Schweden).
Wie viele andere Mystikerinnen ihrer Zeit (etwa die Benediktinerin Elisabeth vom nicht weit entfernten Schönau bei Bingen) prangerte sie die Mißstände der Kirche und die Verweltlichung des Klerus vehement an.

Das medizinische Werk der »Rheinischen Sibylle«

Zu den wichtigsten hinterlassenen Werken theologischen Inhalts gehören die »Scivias« (von »Sci vias domini« – erkenne die Wege des Herrn). Daß die Äbtissin zugleich Texte medizinischen Inhalts hinterließ, ist nicht ungewöhnlich. Die Klöster waren damals – von wenigen Ausnahmen abgesehen – die einzigen Institutionen, die Krankenanstalten unterhielten. Priester wie Nonnen übten bis ins erste Drittel des 12. Jahrhunderts hinein zugleich den Arztberuf aus (erst ab 1130 gab es immer wieder kirchliche Verbote für diese Doppeltätigkeit). Niemand kann heute mehr feststellen, unter welchen Umständen die Äbtissin ihr Wissen sammelte und niederschrieb. Dr. Hertzka schildert eindrucksvoll, wie Hildegard und ihre Mitarbeiter die kunstvollen Druckbuchstaben nach Vorstellungen des »himmlischen Fernsehprogramms« malten.
Eine andere Meinung lautet, Hildegard von Bingen verdank-

te ihr umfangreiches Wissen dem Studium übersetzter arabischer Schriften und der unmittelbaren Naturbeobachtung. Da sie selbst wohl nicht schreiben konnte, diktierte sie den schreibkundigen Nonnen.
Es sieht nicht so aus, als hätten die Medizinhistoriker die Möglichkeit, genau nachzuweisen, wie es wirklich war. Doch vieles spricht für die Annahme, daß die Heilige in der Tat das medizinische Wissen ihrer Zeit mit Hilfe von Mitarbeitern aufzeichnete. Und dies war möglicherweise umfangreicher, als wir uns das heute vorstellen können. In den zwei Jahrhunderten vor Hildegards Geburt erlebte die arabische Medizin ihre größte Blüte. Im Süden Spaniens, in Ägypten, im Osten des gewaltigen Reiches wirkten begnadete Ärzte und Wissenschaftler, deren Werke auch zum Teil in die lateinische Sprache übersetzt wurden. Der im zehnten Jahrhundert lebende Ali Abbas hat zum Beispiel zehn theoretische und zehn praktische Bücher hinterlassen, die – ins Lateinische übersetzt – nach der heiligen Hildegard über viele Jahrhunderte hinweg Europas Ärzte beeinflußten. Viele bedeutende Werke von Ali Abbas' Vorläufern waren zu Hildegards Lebzeiten schon ins Lateinische übersetzt. Doch selbst wenn dies nicht der Fall war: Es gab damals einen überaus regen Austausch von Wissen. Die Nestorianer etwa, eine Gruppe in der orientalischen Kirche, benannt nach dem im fünften Jahrhundert lebenden Nestorius, einem ehemaligen Patriarchen von Konstantinopel, pflegten neben der Philosophie besonders die Medizin und beeinflußten zu ihrer Zeit die Wissenschaftler im gesamten Nahen und Fernen Osten – und wurden ihrerseits von den Ärzten dieser Länder beeinflußt. Die Mitglieder der Sekte, die sich u. a. mit der Hauptkirche wegen der Frage zerstritten, ob man von der heiligen Maria als der Gottesgebärerin oder der Christusgebärerin sprechen dürfe, flüchteten nach Persien, Mesopotamien und Arabien. Einzelne wurden bis nach Indien versprengt und dort zu den »Thomas-Christen«. Andere sollen selbst in China missioniert haben.
Insbesondere die Nestorianer haben das bedeutende medi-

zinische Wissen der in die vorchristliche Zeit zurückreichenden griechischen Medizin an ihre Gastländer weitergegeben, an die Araber, möglicherweise auch an die Chinesen. Gutausgebaute Handelsverbindungen, etwa der arabischen Indienfahrer, sorgten dafür, daß auch exotische Heilmittel im zehnten Jahrhundert überall in Europa zu haben waren – etwa der Galgant, den die deutsche Pharmaindustrie heute noch ausschließlich aus Südindien bezieht.
Man darf als sicher annehmen, daß die heilige Hildegard von diesem Wissensaustausch profitiert hat.
Wie auch schon zu Zeiten des Hippokrates durchwanderten die Wissenschaftler viele Länder, studierten an mehreren Universitäten der großen Städte der damaligen Zeit, bevor sie sich irgendwo niederließen.
Welchen Entwicklungsstand und welche Bedeutung die arabische Heilkunde überhaupt hatte, ist nach Meinung von Medizinhistorikern im Westen noch gar nicht genügend erforscht, weil bisher vorwiegend die lateinischen Übersetzungen der Schriften und weniger die Originale bearbeitet werden konnten.

Die Originalwerke sind verschollen

Das medizinische Weltbild, das die heilige Hildegard, auf welchem Wege auch immer, gewonnen hat, steht heute in zwei Werken, in der sogenannten »Physica«, der »Naturkunde«, und in »Causae et curae«, der »Heilkunde«. Doch keines der Bücher etwa – zwischen 1150 und 1157 verfaßt – gibt es mehr im Original. Weder das, was die Heilige vor der Erfindung der Buchdruckerkunst zu Papier brachte, noch die ersten Abschriften sind vorhanden. Erst aus dem 13. bis 15. Jahrhundert liegen Abschriften der Hildegard-Bücher vor. Manchen Forschern fehlt deshalb grundsätzlich der »kriminalistisch genaue Nachweis« über die Autorschaft der Heiligen. Der Medizinhistoriker Heinrich Schipperges schreibt in dem Buch »Hildegard von Bingen.

Heilkunde«: »Es liegt in der Natur einer solchen Schriftgattung, wie auch in den Gepflogenheiten des Mittelalters, daß diese Handschriften mancherlei Umarbeitung und Zusätze erfahren haben können ... Der Schreiber ... hat nach bestimmten Tendenzen verschiedene Themata zusammengefaßt, mag dabei gekürzt und gestrafft, andererseits aber auch Eigenes oder aus fremden Quellen brauchbar Erscheinendes eingeflochten haben.
So ergibt sich ein äußerst differenzierter Komplex von heterogenen Elementen um ein homogenes Korpus. Eine saubere Scheidung ist weder vom text- noch vom stilanalytischen Gesichtspunkt aus möglich, obwohl von beiden Aspekten her vieles zu zeigen ist, so viel jedenfalls, daß das verbleibende Textmaterial interessant genug und durchaus ausreichend ist, um das Hildegardische Schriftgut von der Natur- und Heilkunde vorzulegen ...«

Hildegard-Bücher: Nicht alles muß echt sein

Die Schrift war 1859 zufällig von Carl Jessen in Kopenhagen entdeckt worden. Sie stammt aus dem 13. Jahrhundert. Nach Professor Schipperges enthält die Handschrift allerdings auch ganze Abschnitte, die »unecht« sind, also vom Kopisten angefügt wurden. Der Medizinhistoriker meint insbesondere das sogenannte »Empfängnis-Lunar« am Schluß der Schrift. Nach vernünftig erscheinenden Vorschriften zur Krankenbehandlung – etwa über die Behandlung des Hustens – kommen plötzlich Überlegungen, wie aus dem Augenblick der Zeugung eines Menschen auf dessen Charakter geschlossen werden kann.
Da heißt es: »Wer im 29. Mond empfangen wird, wird, wenn es ein Knabe ist, einfältig sein, frei von Hinterlist, aber den Menschen liebenswert, und wird keinen Überfluß an Mitteln haben, wenn ihm nicht durch andere Leute geholfen wird. Körperlich ist er gesund, gleichwohl wird er nicht lange leben. Wenn es aber eine Frau ist, wird sie töricht sein,

jedoch ihren Mitmenschen liebenswert, und wird in ihrem Eigendünkel leicht zu Schaden kommen ...«
Professor Schipperges dazu: »Solches System der Mondhäuser ist orientalischer Herkunft und steht in konträrem Gegensatz zu allen übrigen Aussagen Hildegards. Neben formalen und gehaltlichen Einwänden lassen sich Bedenken vom philologischen Gesichtspunkt geltend machen.«
Der Medizinhistoriker sagt aber auch: »Daraus darf nicht geschlossen werden, daß weite Strecken oder die gesamte Textgebung unecht wären. Wir haben aus inneren und äußeren Kriterien genügend Beweisstücke für die Autorschaft Hildegards.«
Die medizinischen Bücher Hildegards sind in lateinischer Sprache abgefaßt, sie galten vorwiegend den Mönchen, Nonnen und Priestern in den Klöstern, die – wie schon erwähnt – in der damaligen Zeit meist auch die Krankenbehandlung übernommen hatten.
An dieser Stelle sei erwähnt, daß (wenn nicht anders angegeben) alle Zitate der Rubrik »Verwendung bei der heiligen Hildegard von Bingen« – mit freundlicher Genehmigung des Haug-Verlags – aus dem Hildegard-Band »Ursachen und Behandlungen der Krankheiten«, übersetzt von Hugo Schulz, stammen.

Kleiner Exkurs: Von Hildegard bis heute

Nach der Erfindung der Buchdruckerkunst durch Johann Gutenberg erschien eine große Zahl an Kräuterbüchern, darunter so bekannte wie die von Otto Brunfels (1488–1534), Hieronymus Bock (1498–1554) und anderen.
Vieles ist in diesen Rezepten enthalten, das man heute zu Recht als abenteuerlich, sogar als gesundheitsschädlich ansieht. Der berühmte Arzt und Naturforscher Paracelsus (1494–1541), der der Arzneikunde seinerzeit viele neue Impulse gab, hing zum Beispiel der Signaturlehre an. Sie besagt, daß man bereits aus der Form der Pflanzen und Steine

schließen kann, bei welchen Krankheiten sie helfen. Von Paracelsus ist der Satz erhalten: »Die Natur zeichnet jegliches Gewächs, das von ihr ausgeht, zu dem, dazu es gut ist. Also haben auch die Formen alle ihre Arznei, so in ihnen ist, hat sie die Form der Füße, so ist sie für die Füße, hat sie die Form der Hände, so ist sie für die Hände ...« Was gelb war, half angeblich bei Lebererkrankungen, rote Korallen bei starken Blutungen usw.

Mittelalterliche »Universalmittel«

Sehr seltenen Pflanzen wie der Alraune, dem asiatischen Ginseng, aber auch Perlen, wurde nach der »magischen Signatur« eine Heilwirkung bei fast allen Beschwerden zugesprochen. Die Reichen der Zeit ließen sich unvorstellbar teure Medikamente zusammenmischen. Diese Mittel enthielten zwar auch Kräuter, die von der heiligen Hildegard beschrieben waren, wurden aber mit Edelsteinen und seltenen Kostbarkeiten angereichert.
Die Bayerische Staatsbibliothek verwahrt die Schrift des Münchner Arzts Malachias Geiger mit dem Titel »Margaritologia« aus dem Jahr 1637, die sich vor allem mit der Heilkraft der bayerischen Flußperlen beschäftigt. Hier ist das Rezept einer Arznei zu finden, »mit der sich«, so schreibt der Münchner Stadtmedicus Geiger, »Kaiser Maximilian II. (1527–1576) und viele andere hohe Rays vor der Pest bewahrten«. Die kleinen Täfelchen, die gebacken wurden, enthielten neben Zimt und Rosenblättern »Armenische Brocken«, Skabiosen, Perlen, Korallen, geschälte Zitronen, Hyazinthen, Smaragde, Hirschhorn, gesiegelte Erde, Blattgold, Ambra und Zucker.
Wer heute etwa in die altchinesischen Apotheken in Singapur, Hongkong, Bangkok oder Kuala Lumpur geht, entdeckt noch zahlreiche Medikamente, die entsprechend der Signaturlehre angewendet werden. Japanische Unternehmen bestellen in Schweden zum Beispiel heute noch Geschlechtsteile von

Elchen, um sie für Potenzmittel zu verwenden. Auch bestimmte Vorstellungen der »Frischzellentherapie« bei uns sind sicher damit verwandt. Doch dies nur am Rande.

Das Volk hatte nur die »Apotheke der Natur«

Diese überteuren Arzneien wie etwa die erwähnten »Pest-Täfelchen« Maximilians II. waren für das Volk unerschwinglich. Die Leute konnten sich nicht einmal einen Arzt leisten. Sie hatten nur die »Apotheke der Natur« und beschränkten sich auf Heilkräuter, die auch in den Büchern der heiligen Hildegard zu finden sind und – wie wir heute wissen – zweifellos halfen.

Volkskundler beginnen nun, in sogenannten Freilichtmuseen die Gärten der Bauern zu rekonstruieren, in denen die Heilpflanzen einen wichtigen Platz einnahmen.

Alle Bauerngärten in Mittel- und Westeuropa haben »gemeinsame Wurzeln. Eine erkennbare regionale Verschiedenheit ist nur auf unterschiedliche Boden- und Klimaverhältnisse zurückzuführen«, stellte die Landschaftsplanerin Christine Widmann fest, die im Auftrag eines bayerischen Bezirks mit dieser Aufgabe betraut war.

Der typische Bauerngarten – wie er etwa vor dem »Kappl-Hof« im Freilichtmuseum in Finsterau (Bayerischer Wald) rekonstruiert wurde – ist rechteckig und von einem Holzzaun umgeben. Zierpflanzen, wie sie heute oft zu sehen sind, spielten eine untergeordnete Rolle. Die vielen Blumen, die man dort vorfindet, verwendete man überwiegend zu Heilzwecken.

Die meisten Verwendungsarten sind heute vergessen. Im rekonstruierten Bauerngarten des »Kappl-Hofs« steht die Akelei in der Heilkräuterecke neben der Melisse. Die Akelei wird heute meist nur noch als Schmuckpflanze angebaut. Bis zum 18. Jahrhundert wurde ihr Saft jedoch zur Behandlung von Wunden und Geschwüren eingesetzt.

Die großen Königskerzen, die man auch in Bauerngärten (z. B. in Glentleiten, Oberbayern) sieht, sollten damals den Blitzschlag fernhalten. Ihr Stengel konnte, in Wachs getränkt, als Docht dienen. Heute noch üblich ist die Verwendung der oberen Blätter als Hustentee. (Pharmakologen haben nachgewiesen, daß die darin enthaltenen Saponine reizmildernd auf Schleimhäute wirken.)
In vielen Formen wird heute die in Bauerngärten als Zierpflanze angebaute Ringelblume (Calendula officinalis L.) verwendet. Es gibt die Ringelblumensalbe, die (wegen antimikrobieller Eigenschaften) die Wundheilung beschleunigt. Außerdem vermutet man, daß Ringelblumen-Extrakte im Zusammenhang mit anderen Präparaten den Körper gegen Grippeviren schützen können. Deshalb sind sie heute in einer ganzen Anzahl von handelsüblichen »Grippemitteln« enthalten. Doch mehr über die einzelnen Heilpflanzen im Hauptkapitel. Nicht verschwiegen werden soll, daß es auch Pflanzen gab, deren Gebrauch für manche Bäuerin mit einer Tragödie endete. Der mit dem Wacholder verwandte Sadebaum (Juniperus sabina) gehört dazu. Im Gegensatz zum Wacholder enthält der Sadebaum ein gefährliches Gift, das auf den Magen- und Darmtrakt sowie auf die Nieren wirkt und zu zentralen Lähmungen führt. Pulver oder Öl des Sadebaums lassen Hautgewebe absterben, weshalb man es gegen Feigwarzen und gewöhnliche Warzen verwendete. Da ein Extrakt daraus früher zur Abtreibung angewendet wurde, bekam die Pflanze auch den Namen »Jungfrauenrosmarin«. In vielen Fällen endete die »Kur« mit dem Tod der werdenden Mutter. Deshalb hat man die Anpflanzung dieser Bäume schon vor 250 Jahren in vielen Gegenden Deutschlands verboten.
Mit dem Fortschritt der Wissenschaft im vergangenen Jahrhundert verloren die Heilpflanzen in der Medizin ihren hohen Stellenwert.
Unter dem Stichwort »Arzneipflanzen« wird zum Beispiel in Meyers Konversations-Lexikon aus dem Jahr 1885 noch eine Übersicht des Erlanger Professors Rosenthal erwähnt, der

über 8000 Arten aufzählte, »ohne irgendwie Vollständigkeit zu erreichen«. Doch dann heißt es: »Die neuere Medizin, deren Streben ohnehin auf Vereinfachung der ärztlichen Verordnungen gerichtet ist, hat vollends sehr viele früher geschätzte Arzneipflanzen fallenlassen. So führt die ›Pharmacopoea germanica‹ noch nicht 200 Pflanzen auf, von denen überdies eine Anzahl wie Kirsche, Himbeere, Raps, Kakao usw. gar nicht als Arzneipflanzen zu bezeichnen sind, und andere wie Rose, Linde usw. kaum noch von Ärzten angewandt werden.«

Die Wiederentdeckung der Heilkräuter

Eine Zeitlang schien es, als würde die sogenannte Phytotherapie ausschließlich zum Spezialgebiet einiger Kräuterapostel oder Esoteriker werden. Meine Frau war zu Beginn ihres Medizinstudiums 1963 ganz enttäuscht, daß sie über Heilpflanzen so gut wie nichts erfuhr (ihr Vater hatte während seiner Ausbildung eine Generation zuvor noch sehr viel darüber gelernt). In einer Fernsehdiskussion 1983 erklärte ein Münchner Physiologe, daß die Phytotherapie an deutschen Universitäten ein »Schwachpunkt in der Ausbildung« sei.
Aus verschiedensten Gründen hat sich diese Einstellung inzwischen wieder gewandelt. Neben den synthetischen Präparaten stehen wieder mehr Arzneipflanzendrogen in den Apothekerregalen. Statistiker haben aufgelistet, daß 1970 14 Prozent der deutschen Bevölkerung bei Gesundheitsstörungen zu Naturheilmitteln griffen, 1980 waren es 20 Prozent, 1992 bereits rund 30 Prozent.
Es wäre sicher falsch, diese Entwicklung ausschließlich unter dem Gesichtspunkt eines wachsenden Mißtrauens gegenüber den Nebenwirkungen bestimmter synthetischer Arzneimittel zu sehen. Die Contergan-Tragödie brachte jedoch in dieser Richtung eine Lawine ins Rollen. Das erweiterte Wissen, das inzwischen viel bessere Verstehen der Zusammenhänge von Krankheit, Körper und Heilmittel hat

zu einer Wiederentdeckung der Medikamente geführt, die schon die heilige Hildegard empfahl. »Mit einem modernen Medikament können Sie eine Entzündung heute in ein paar Stunden wegdrücken«, sagte der Naturheilkundler Franz Arnoulh 1983 einer Illustrierten, »mit Kamille, Pfefferminze und Anis brauchen Sie dafür drei Tage. Aber dann ist es auch weg. Bei den Tabletten dagegen liegen Sie manchmal eine Woche später wieder auf der Nase.«
Kamille, Pfefferminze, Anis ... alles finden wir in den Schriften, die der heiligen Hildegard zugeschrieben werden.

Welt-Wissen über Kräuter wird gesammelt

Die Weltgesundheitsorganisation (WHO) ist dabei, das vorhandene Wissen über die Verwendung von Heilkräutern bei allen Völkern zu sammeln, damit es nicht verlorengeht. In 24 Ländern der dritten Welt gibt es bereits Zentren zur Erforschung der traditionellen Heilverfahren.
In den Vereinigten Staaten, wo der Jahresumsatz von Pflanzenextrakten sowie der daraus hergestellten Reinsubstanzen den Betrag von umgerechnet 20 Milliarden Mark weit übersteigt, gibt es zum Beispiel 300 Arten von Kräutertees.
Professor Norman R. Farnsworth von der Universität Illinois (Chicago) stellte im Rahmen des Symposiums »Heilen mit Arzneipflanzen« in Wien eine neue Möglichkeit vor, überlieferte Heilwirkungen dieser Naturstoffe für künftige Generationen zu erhalten und zu erforschen: das neu entwickelte Computer-System »Napralert«.
Mit Hilfe dieses Systems werden alle pharmazeutischen und volkstümlichen Anwendungen von Heilpflanzen, die irgendwo auf der Welt bekannt sind, seit dem Jahr 1975 gespeichert.
Ausgewertet werden für »Napralert« ständig nicht weniger als 6 000 verschiedene wissenschaftliche Journale. Das System, das vom nationalen Krebs-Institut, der Weltgesundheitsorganisation, der UNESCO sowie der Universität

Illinois unterstützt wird, verfügt gegenwärtig über 500000 ausgewertete Artikel und nicht weniger als 130 Millionen Stichwörter.
Nach einer Studie der Weltgesundheitsorganisation und der UNESCO über den Gesundheitszustand in der Welt läßt sich bis zum Jahr 2000 nur dann eine gleich gute Gesundheitsversorgung erhalten, wenn man weitere Möglichkeiten nutzbar macht, als zur Zeit in den Entwicklungsländern bestehen. Gedacht ist dabei vor allem an die Weiterentwicklung der traditionellen Medizin, die zum großen Teil auf pflanzlichen Arzneimitteln beruht. China ist – so stellte Professor Farnsworth fest – ein gutes Beispiel dafür, wie man eine völlig ausreichende Gesundheitsfürsorge erhalten kann, die dem Standard in Europa und den USA entspricht, sich aber in der Hauptsache auf Drogentherapie in Form von Pflanzenextrakten stützt. (Bei einer Chinareise erlebte ich übrigens selbst einmal chinesische Kräutertherapie: Mit einer schweren Grippe kam ich nachts in die Klinik von Nanking. Mit Kräutertees war ich am nächsten Tag so weit wiederhergestellt, daß ich die Reise fortsetzen konnte. Leider gelang es nicht, die verwendeten Pflanzen zu identifizieren.)

Noch nie wurden Heilpflanzen so sorgfältig untersucht

Auch in der Bundesrepublik beschäftigen sich gegenwärtig die Wissenschaftler eingehender als je zuvor mit den Heilpflanzen. Aktueller Anlaß ist vor allem das Arzneimittelgesetz von 1976. Dieses zweite Arzneimittelgesetz erkennt die Heilung mit Planzenwirkstoffen als selbständige und eigenständige Therapierichtung an. Es schreibt aber vor, daß alle in den Bereich der sogenannten »Phytopharmaka« fallenden Heilmittel durch das Bundesgesundheitsamt beurteilt werden müssen, und zwar sowohl bezüglich ihrer »Wirksamkeit« als auch der »Unbedenklichkeit«. Sie benötigen künftig eine sogenannte »Standardzulassung«.

Als wissenschaftliches Erkenntnismaterial zugelassen sind dabei – wie Professor Dr. Hans Reuter im »Deutschen Ärzteblatt« berichtet – sowohl kontrollierte klinische Studien als auch die »ärztliche Erfahrung«.
Die entsprechenden Vorschriften wurden durch die 4. Änderung des Arzneimittelgesetzes vom 11. April 1990 zum Teil neu gefaßt, bereits erlassene Standardzulassungen daraufhin wieder aktualisiert.
Gesammelt wurde – und wird – alles u. a. bei der sogenannten »Aufbereitungs- und Zulassungs-Kommission E« beim Berliner Bundesgesundheitsamt. Unter den pflanzlichen Heilmitteln, die diese Zulassungsprüfung bestanden haben, sind viele Kräuter der »Hildegard-Medizin«.
Auch Privatinitiativen widmen sich der Erforschung des Heilens mit Arzneipflanzen. So hat Dr. Veronica Carstens, die Frau des ehemaligen deutschen Bundespräsidenten, 1982 die »Stiftung für Erfahrungsheilkunde« gegründet, die das überlieferte Heilwissen der Vergangenheit untersucht, also Akupunktur, Neuraltherapie und vor allem auch Heilpflanzen.

»Die Hildegard-Medizin«

Wie eingangs dargestellt, gibt es verschiedene »Richtungen« in der Betrachtungsweise des medizinischen Erbes der heiligen Hildegard. Eine sachlichnaturwissenschaftliche Position nimmt die Marburger Professorin Irmgard Müller ein. Sie hat in ihrem Buch »Die pflanzlichen Heilmittel bei Hildegard von Bingen« die Erklärungen der Heiligen »mit modernen Vorstellungen und dem heutigen Wissen über die Wirkung der jeweiligen Inhaltsstoffe« verglichen. Dabei kommt sie zu dem Schluß, daß »Hildegard innerhalb der Grenzen ihrer Zeit durchaus vernünftige und sinnvolle symptomatische Therapie getrieben und aufgrund ihrer ganzheitlichen Denkweise eine in sich schlüssige konsequente Krankheitslehre von erstaunlicher Geschlossenheit« hervorgebracht hat.

Die Professorin ist überzeugt, daß sich Hildegards Angaben »auf eigene praktische Erfahrungen stützen. Ihre differenzierten Aussagen zur Arzneizubereitung, die sich von Hinweisen auf die Sammelzeit, Bereiten von Pflastern, Abkochungen, Herstellung von Räucherungen bis hin zu Bemerkungen über die Einnahme und Aufbewahrung erstrecken, lassen auf eigene Beobachtungen und Kenntnisse im Umgang mit Arzneimitteln schließen.«
Der »Versuch, auf der Grundlage der Rezepte Hildegards ein neues Naturheilverfahren, die sogenannte Hildegard-Medizin, zu etablieren«, wird als »zweifelhaft und unangemessen« bezeichnet. Doch: eine sogenannte »Hildegard-Medizin« gibt es. Ärzte behandeln nach den Vorschriften der Heiligen, viele tausend Patienten sind überzeugt, durch diese Behandlung gesund geworden zu sein. Die extremste Stellung nimmt der »Bund der Freunde Hildegards« mit Mitgliedern in ganz Mitteleuropa und einer eigenen Mitgliederzeitschrift (St.-Hildegard-Kurier) ein.
In Österreich gibt es seit Herbst 1982 sogar ein Privatsanatorium, in dem man nach den Therapien der heiligen Hildegard von Bingen arbeitet. Hildegard-Kuren werden im Zusammenhang mit folgenden Beschwerden angeboten: Rheuma, Gicht; Magen- u. Darmbeschwerden; Arteriosklerose, Cerebralsklerose, Hirnatrophie; Ausschläge, Ekzeme, Flechten, Psoriasis; Atemnot, Asthma, Bronchitis, Kurzatmigkeit; Brustkrebs, Hautkrebs (vor und nach operativer Behandlung); Beingeschwüre, Venenleiden, Durchblutungsstörungen; (chronischer) Durchfall, Ruhr, Kolitis, Erbrechen; Depressionen, Nervenschwäche, Schwermut, Melancholie; Frauenleiden, Wechselbeschwerden, Herz- und Kreislauferkrankungen; Körperschwäche, Untergewicht, Blutreinigung, Strahlungsschäden; Knochenschwäche, schlecht heilende Knochenbrüche; Leber- und Lungenleiden; Migräne, Kopfleiden, Morgenmüdigkeit, Schlafstörungen; Nieren- und Blasenleiden; Prostata; Praekanzerose (Krebsvorkrankheit); Wundbehandlungen (schlecht heilender Wunden), Operationsnachbehandlung.

Vereinzelt werden Hildegard-Kuren auch bei Augenleiden und Sehschwäche angeboten.

Geiersalben und Nachtigallen-Galle

In den Schriften der heiligen Hildegard finden sich noch viele Rezepte mit Bestandteilen aus dem Tier-, Pflanzen- und Mineralienreich, die heute schwer herzustellen sind und deren Anwendung überdies auch – ganz im Gegensatz zu den pflanzlichen Heilmitteln – wenig mit den heutigen Ansichten der Medizin und übrigens auch der Tierschützer zu vereinbaren ist. Da wird die Flüssigkeit der Gallenblase von Vögeln, wie Nachtigall, Wildgans, Schnepfe, oder Fischen, wie Stör und Wels, benötigt. Nicht weniger als 41 Landtiere, unzählige Vögel und Fische tauchen in den Rezepten auf.
Dr. Hertzka – das geht aus seinen Schriften hervor – hat immer wieder versucht, Medikamente nach den mehr als 800 Jahre alten Vorschriften der Heiligen zusammenzustellen. So hat er durchgesetzt, daß er von den zwei ganz seltenen, unter strengem Naturschutz stehenden Weißkopf-Geiern, die früher jährlich von der Salzburger Landesregierung zum Abschuß freigegeben wurden, einen »für Forschungszwecke zugesprochen« bekam.
Ein totes Schaf wurde als Köder ausgelegt, Dr. Hertzka wartete einen Sommer, doch der Geier kam nicht. »Im nächsten Jahr fanden die Geier in einem weit entlegenen Gebiet der Hohen Tauern an verunglückten Schafen genug Futter und ließen uns wieder sitzen. Doch am 13. August 1954 kamen dann doch diese Tiere ins Rauriser Tal, und eines mit dreieinhalb Metern Flügelspannweite starb für die Hildegard-Medizin.« Dr. Hertzka bereitete daraus Mittel, die bei Krebskrankheiten und Querschnittlähmungen helfen sollen – »Geiermittel«.
1982 stand dem Bund der Freunde Hildegards erneut eine Geiersalbe zur Verfügung. Eines dieser kostbaren Tiere war das Opfer eines Unfalls geworden und konnte erworben wer-

den. »Einige unserer Mitglieder sind schon ein wenig vergrämt, weil es seit geraumer Zeit keine Geiersalbe mehr gibt«, wird unter dem Titel »Geierjagd auf der Autobahn« im St.-Hildegard-Kurier (20/1982) mitgeteilt. »Seit mehr als einem halben Jahr quäle ich den Züchter, mir doch einen seiner Geier zu verkaufen. Es war einfach nichts zu machen, auch nicht zu Höchstpreisen. Nun kam es anders und vor allem unerwartet.«

Zwei Geier stritten sich, der Greifvogelzüchter trennte sie durch Stockschläge, wobei »der Übeltäter so unglücklich getroffen wurde, daß der fette Geier vermutlich an Herzversagen starb«.

In wilder Fahrt wurde die Tierleiche eingeholt, denn sie muß nach den Vorschriften der heiligen Hildegard noch warm verarbeitet werden.

Der St.-Hildegard-Kurier zitiert dann noch die Anwendungsvorschrift Hildegards für Geiersalben: »... einen Vergichteten, den die Gicht gerade plagt, salbe seinen Leib überall damit. Auch wer an Rücken, in den Lenden oder sonst wo an seinem Leib irgendeinen Schwächezustand hat, reibe damit dort ein und er wird geheilt oder Gott will ihn nicht heilen, weil diese Salbe wertvoller ist als die kostbarste Salbe. Denn schleunig durchdringt sie die Haut des Siechen und gesundet ihn.«

Anwendungsvorschriften

Die Anwendungsvorschriften der heiligen Hildegard – stellt Irmgard Müller in ihrem Buch fest – sind oft etwas ungenau, da »diätetische und medikamentöse Zubereitungen (Suppen, Würzen, Getränke) nicht immer streng voneinander geschieden werden und der Übergang zwischen den in der Küche benutzten Kräutern und Gewürzen und den eigentlichen Arzneimitteln fließend ist«.

Am häufigsten werden dem Kranken die Heilkräuter auf flüssige Weise zugeführt. Eine andere Arzneiform sind »Tor-

telli« (Kekse, so groß wie ein Fünfmarkstück), Salben oder breiige Auflagen.
Pharmazeuten verwenden auch heute noch oft lateinische Bezeichnungen bei Anwendungsvorschriften. »Aqua« bedeutet »wäßriger Auszug«, »Extractum« ein »Auszug mit Lösungsmitteln«, »Oleum« »Öl«, »Spiritus« »alkoholisches Destillat«, im Volksmund oft »Geist« (etwa Melissengeist), »Succus« ist ein »eingedickter Pflanzensaft« und »Tinctura« ein »alkoholischer Auszug«.
»Species« bedeutet »Teemischung«, »Unguenta« sind »Salben zur äußeren Anwendung«.
Verwendet werden alle Pflanzenteile, die auch heute noch als Rohdrogen gehandelt werden (in Klammern jeweils die lateinische Bezeichnung, wie sie häufig auf Rezepten steht):

Blüte (Flos)
Getrocknete Blätter (Folia)
alle oberirdischen Teile der Pflanze, Kraut (Herba)
Haupt- und Pfahlwurzeln (Radix)
Wurzelstock (Rhizoma)
Knollen oder verdickter Wurzelstock (Tuber)
aus Wurzelstock und ersten Blättern bestehende Speicherorgane einer Pflanze, Zwiebel (Bulbus)
Früchte oder Fruchtteile (Fructus)
Samen (Semen)
Stamm- oder Wurzelrinde (Cortex)
Holz von Bäumen oder Sträuchern (Lignum).

Lieferbare Heilpflanzen sind in den Angebotslisten der Drogeneinzel- und -großhandlungen oft mit ihren botanischen (lateinischen) Namen verzeichnet. In den Pflanzenbeschreibungen dieses Buchs sind sie unter »Lateinischer Name« angeführt – und gegebenenfalls über das Stichwortverzeichnis leicht zu finden. Dieser botanische Name besteht aus zwei Teilen; der erste bezeichnet die Pflanzengattung, der zweite die Pflanzenart. Steht die Abkürzung »L. « dahinter, dann bedeutet dies, daß Carl von Linné (1707–1778) – der dieses System der Doppelbezeichnungen entwickelte – die betreffende Pflanze als erster beschrieben hat. Auch die Art, wie die Heilpflanzen geliefert werden, ist oft in lateinischen Bezeichnungen wiedergegeben. Die Drogen können geschnitten (dann steht auf Rezepten oder Listen je nach dem Fall concisus, concisum, concisa), pulverisiert (pulverisata), gequetscht (contusa), ganz (tota) oder geschält (mundata) sein.

Im Abschnitt »Heute mögliche Anwendung der Hildegardrezepte« haben wir die Anwendungsgebiete und Dosierungsempfehlungen nach dem heutigen Stand der Wissenschaft wiedergegeben – auch wenn sie, wie man manchmal feststellen wird, dadurch nicht oder nicht ganz den Rezepten der Heiligen entsprechen, die ja für die Menschen des 12. Jahrhunderts mit ihren Erkenntnissen und Möglichkeiten geschaffen wurden. Kräuter haben das bereits beschriebene Zulassungsverfahren beim Bundesgesundheitsamt passiert bzw. bekommen in Kürze die Standardzulassung.
In all diesen Fällen wurden die Anwendungsgebiete sowie die Art der Anwendung und die Dosierungsanleitung dieser Unterlagen des Bundesgesundheitsamts berücksichtigt, da sie dem aktuellsten Stand der Wissenschaft entsprechen.

Die heilenden Wirkstoffe der Pflanzen

Die Heilkraft der Pflanzen rührt von ihren »Inhaltsstoffen«, den Wirkstoffen her. Die heilige Hildegard konnte sie vor 800 Jahren natürlich nicht bezeichnen. Sie hat lediglich die Wirkung des Heilmittels beschrieben. Die Wirkstoffe sind so vielfältig, daß man immer noch dabei ist, sie zu erforschen.
Kamille, Melisse und viele andere Heilmittel wirken durch ihren Gehalt an *ätherischen Ölen*. Diese flüssigen Inhaltsstoffe der Pflanzenzellen verflüchtigen sich leicht. Deshalb lassen sich diese Pflanzen nur begrenzt aufbewahren. Beim

Trocknen muß man besonders sorgfältig vorgehen. (Melissenblätter werden zum Beispiel in spanischen Anbaugebieten in Hallen bei einer Temperatur von 30 Grad getrocknet – auch wenn die Außentemperatur höher ist.)
Zu den am stärksten wirkenden Stoffen gehören die *Alkaloide. Sie können heilen – aber auch als Gift schaden.*
Typisch für Beifuß, Raute, aber auch für Tausendgüldenkraut und viele andere Pflanzen sind die *Bitterstoffe.* Sie stimulieren die Speichelproduktion und regen auf reflektorischem Weg die Magensaft- und Gallensaftproduktion an. Auch sie sind in gewissem Maß hitzeempfindlich.
Für die heilkräftige Wirkung der Mariendistel und des Weißdorns sind die sogenannten Flavonoide verantwortlich. Diese Stoffe haben ihren Namen nach ihrer Farbe (von lat. flavus = gelb). Sie können auf das Herz (z. B. beim Weißdorn), auf Nieren oder auch auf die Leber wirken.
Viele Drogen enthalten in geringeren Mengen (die Blutwurz auch in größeren) sogenannte *Gerbstoffe.* Diese können sich mit den obersten Hautschichten zu einer Schutzschicht verbinden, die nicht nur kleinste Blutgefäße verschließt, sondern auch Bakterien abwehren kann.
In Fingerhutarten und im Wacholder sind *Glykoside,* zuckerartige Substanzen, enthalten. Hervorragend in ihrer Bedeutung sind die *Digitalis-Glykoside* des Fingerhuts. (Bei der heiligen Hildegard noch nicht bekannt. Sie wurden in der Volksmedizin erst seit dem 16. Jahrhundert eingesetzt.) Heute verwendet man im allgemeinen keine Fingerhutblätter, sondern die daraus gewonnenen Reinglykoside, die sich genauer dosieren lassen. Schlüsselblumen, Birkenblätter, Roßkastanien und andere enthalten Saponine. Damit werden Stoffe bezeichnet, die im Wasser wie Seife schäumen und im Körper harntreibend, abführend oder – im Fall der Roßkastanie – auf Venen wirken. Huflattich und Eibisch gehören zu den Heilpflanzen, für die *Schleimstoffe* typisch sind. Das sind mit Zucker verwandte Substanzen, die im Wasser quellen und zähflüssig werden. Sie wirken reizmildernd (etwa bei Husten).

Steroide sind lebenswichtige Verbindungen, zu denen Vitamin D, Nebennierenhormone und Sexualhormone zählen. *Terpene* sind Bausteine der schon erwähnten ätherischen Öle. In manchen Heilpflanzen der Hildegard-Medizin sind sehr viele dieser Verbindungen enthalten. Professor Dr. H. Wagner vom Institut für Pharmazeutische Arzneimittellehre der Universität München untersuchte einmal einen handelsüblichen Melissengeist. Er fand darin über 100 verschiedene Terpene, 20 davon konnte er eindeutig identifizieren.

Heilkräuter sind keine Wundermittel

Manche »schütten das Kind mit dem Bade aus« und glauben, mit Pflanzen alles heilen zu können. Es ist natürlich lebensgefährlich, bei ernsthaften Erkrankungen auf den Rat eines Arzts zu verzichten und sich nur auf die Heilkräuter zu verlassen. Verantwortungsvolle Naturheilkundige, auch Vertreter der Hildegard-Medizin, sehen in der Pflanzenheilkunde eine Ergänzung klassischer Behandlungsmethoden, nicht eine Wunderheilkunde.

In einem Vortrag leitete Dr. Veronica Carstens ihr Plädoyer zugunsten alternativer Heilmethoden zu Recht mit den Erfolgen der modernen Medizin ein: »Während der klinischen Ausbildungszeit ist der junge Arzt tief beeindruckt von dem, was heute in der Medizin machbar ist. In der Unfallchirurgie sah er, wie Menschen im letzten Augenblick dem Tode entrissen und später wieder gesund wurden. Insulin heilt Diabetes, Digitalis und Strophantin beheben die Herzinsuffizienz, Antibiotika besiegen früher unheilbare, höchst gefährliche Infektionen, Psychopharmaka erleichtern das Los der Geisteskranken ... Suchen wir nicht die Konfrontation, sondern die Synthese beider Richtungen, der Schulmedizin und der Erfahrungsheilkunde. Beide haben ihre Berechtigung, beide sollten dem Arzt bekannt sein und dem jeweiligen Krankheitsbild entsprechend ausgewählt und angewandt werden.«

Doch die Apotheke der Natur mit ihren fast 200 000 verschiedenen Pflanzen ist nicht unbedenklich. Eine wahllose Verwendung von pflanzlichen Heilkräutern kann auch zu gefährlichen Krankheitserscheinungen führen. Maiglöckchen, Fingerhut, Adonisröschen etwa enthalten hochwirksame Gifte. Aber auch bei den milden, »Mite-Phylotherapeutika« genannten Pflanzenheilstoffen gibt es Nebenwirkungen, schreibt R. F. Weiß in seinem »Lehrbuch der Phylotherapie«: »Ein typisches Beispiel ist das Krankheitsbild, das von deutschen und amerikanischen Autoren als Laxantien-Kolon beschrieben wurde. Es sind Elektrolytstörungen, die bis zu Lähmungserscheinungen und Schwächezuständen gehen können, hervorgerufen durch langdauernden Mißbrauch von Abführmitteln, die im allgemeinen als harmlos gelten. Die Lakritze bzw. der Süßholzsaft, succus liquiritiae, kann Ödeme, Bradykardie (Verlangsamung des Herzschlags), Blutdruckerhöhung usw. hervorrufen, wenn man ihn längere Zeit gebraucht ...« Hohe Mengen von Kalium verursachen dies. Das Süßholz findet sich übrigens auch bei den Heilmitteln der heiligen Hildegard.

Und K. H. Kimbel schreibt in der Münchner Medizinischen Wochenschrift: »Selbst solch harmlose, wie Kamillentee, können bei gegen Korbblütler allergischen Patienten zu Kontaktdermatitis und Anaphylaxie bis zu schweren Überempfindlichkeitsreaktionen führen.« Kimbel wehrt sich auch gegen das Vorurteil, unsere Tiere wären immun gegen falsche Kräuteranwendung: »Auch die Weidetiere, die sich angeblich den seinen Patienten verlorengegangenen Instinkt bewahrt haben sollen, sind herdenweise einer solchen Annahme zum Opfer gefallen (Adlerfarn-Stolpern der Pferde und Schafe und das Blutungsübel der Weidetiere durch kumarinhaltige Futterpflanzen).« Vor der Behandlung ernsthafter Leiden mit welchen Methoden auch immer – ärztlicher Rat muß eingeholt werden. Also:

Keine Selbstbehandlung!

Bei unserer nun folgenden Betrachtung der Heilmethoden, die der heiligen Hildegard zugeschrieben werden, lassen wir alle schwer zu beschaffenden, umstrittenen oder – auch das findet sich nicht selten – nach heutiger Kenntnis eventuell sogar gefährlichen Anwendungsvorschriften beiseite. Auch Mittel wie die Alraune, seit dem Mittelalter mit unzähligen Hysterien verbunden, bleiben unberücksichtigt – obwohl eine Münchner Kräutergroßhandlung die Wurzel, die eine Steigerung des Geschlechtstriebs hervorrufen soll, jederzeit für rund 2 400 Mark besorgt. Sie spielt in der modernen Phytotherapie praktisch keine Rolle mehr – und kann überdies zu Vergiftungen führen. Wir haben also vorwiegend Pflanzen ausgewählt, deren Anwendung aus heutiger Sicht sinnvoll erscheint und die auch noch im Handel erhältlich sind.

Jedoch ein wichtiger Hinweis: Im folgenden Text sind neben biologischen Pflanzenbeschreibungen und historischen Beispielen der Verwendung von »Hildegard-Kräutern« in früheren Zeiten auch die heute nachgewiesenen Wirkstoffe und die übliche Anwendung in der modernen Pflanzenheilkunde aufgeführt. Diese Anmerkungen dürfen aber auf keinen Fall als Anleitung zur Selbstbehandlung angesehen werden. Von harmlosen »Befindlichkeitsstörungen« abgesehen: Nur der Arzt kann entscheiden, ob Krankheitsanzeichen harmlose Beschwerden sind oder ob sich dahinter ein beginnendes, ernsthaftes Leiden ankündigt. Jeder Mensch reagiert zudem auf Heilkräuter, die auch Nebenwirkungen haben oder bei Empfindlichen Allergien auslösen können, anders. Keine Heilkräuterbeschreibung kann im Notfall den Besuch beim Arzt ersetzen!

Die einzelnen Heilpflanzen und ihre Wirkung

(bei Hildegard und heute)

Akelei

Heute vorwiegend die Pflanze
der Homöopathen

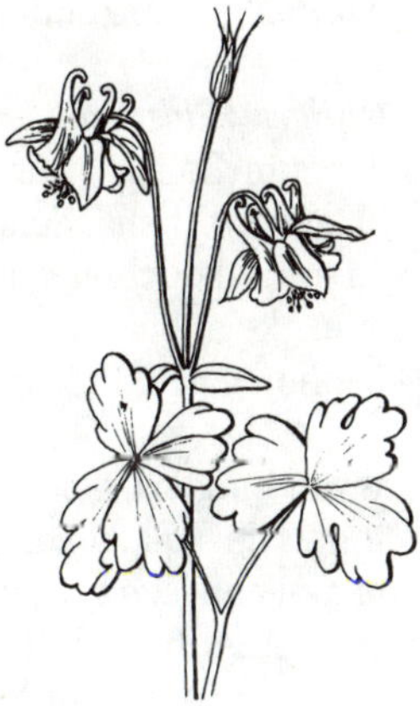

Aquilegia vulgaris L.

Andere Bezeichnungen: Glockenblume, Liebfrauenhandschuh, Aglei, Elfenschuh, Goldblume.

Beschreibung der Pflanze: Die Akelei gehört zur Familie der Ranunculacaeen. Sie wächst in Europa, Nordasien und Nordamerika. Typisch sind ihre doppelt dreigeteilten Blätter und die langgestielten Blüten. Die bei uns heimische Gemeine Akelei, die vor allem auf kalkhaltigen Böden von Wiesen und Wäldern wächst, hat eine glockenförmige, blaue Blüte. In Ziergärten gibt es auch Arten mit roten, gelben und andersfarbigen Blüten. Sie wird 30 bis 80 Zentimeter hoch.

Verwendung bei der heiligen Hildegard von Bingen: Empfohlen wurde die Pflanze zum Beispiel zur Nachbehandlung einer mit Huflattichblättern vorbehandelten Drüsenschwellung. (Drei Tage wurden Huflattichblätter auf die erkrankte Drüse gelegt, dann die Akelei darauf und darüber ein aus Weizenmehl und Distelhonig gekneteter Teig.)

Geschichte: Hildegard von Bingen ist die erste, die die Akelei als Heilpflanze erwähnt. Die Volksmedizin verwendete sie bei Milz-, Leber- und Gallenbeschwerden, ebenso zur Behandlung von Wunden. Aus ihren Inhaltsstoffen gewann man aber auch Parfüm. Die Pflanze wurde auf vielen Gemälden (z. B. von Dürer) und anderen Kunstwerken dargestellt. Besonders bekannt ist der sogenannte »Akleybecher«. Die Goldschmiede von Nürnberg mußten seit dem Mittelalter einen in der Form einer Akeleiblüte geformten Becher als Meisterstück abliefern. Auch Künstler wie Goethe waren von ihr fasziniert.
Nach altem Aberglauben gibt die Akelei impotenten Männern die Zeugungskraft wieder. So ist ein Gedicht mit folgendem Text überliefert:

> »So einem Manne seine Kraft genommen
> und durch Zauberei oder andere Hexenkunst
> zu dem ehelichen Werken unvermöglich geworden,

der trinke ständig von dieser Wurzel
und dem Samen,
er genieset,
und kommt wieder zurecht.«

Verwendete Pflanzenteile: Kraut (vor der Blüte gesammelt), Blüten, Wurzeln und die Samen. Die jungen Sprößlinge im Frühjahr bereitete man auch wie Spargel zu.

Bekannte Wirkstoffe: Vermutlich Gerbstoffe und Spuren eines Blausäureglykosids.

Wissenschaftlich nachgewiesene Wirkung: Geringfügig »gerbend«, Schleimhäute zusammenziehend. Möglicherweise auch den Gallenfluß fördernd.

Verwendung in der modernen Pharmaindustrie: Lediglich einige homöopathische Präparate werden unter Verwendung der Akelei hergestellt.

Heute mögliche Anwendung der Hildegardrezepte: Kaum noch üblich. Die Akelei steht zwar in der Heilkräuterecke der typischen Bauerngärten, wird aber meist nur noch als Schmuckpflanze angesehen. Nur wenige Bäuerinnen stellen aus Blättern und Blüten in Verbindung mit Wein ein alkoholisches Destillat her, das bei Milz- und Leberbeschwerden oder äußerlich bei Ausschlägen Anwendung findet.

Mischungen mit anderen pflanzlichen Heilstoffen: Für Tees gemischt mit Pfefferminze und/oder Andorn (z. B. bei der Anwendung als gallentreibender Tee).

Alant

vermehrt die Magensäfte

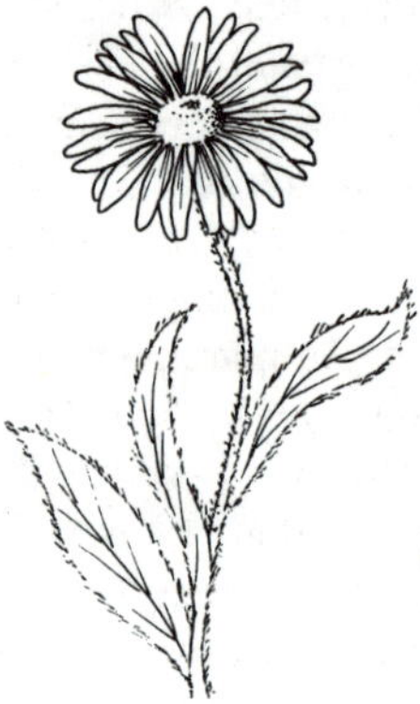

Inula helenium L.

Andere Bezeichnungen: Großer Alant, Helenenkraut, Galantwurz, Großer Heinrich, Heilwurz, Darmwurz.

Beschreibung der Pflanze: Der Alant gehört zur Familie der Korbblütler (Asteraceae). Er wächst stauden- oder auch strauchartig und hat eiförmige, behaarte Blätter. Seine Stengel entwickeln sich bis zu einer Größe von ein bis zwei Metern. An den Stengeln sind – oft recht eng – die gelben Blüten angeordnet.

Verwendung bei der heiligen Hildegard von Bingen: Alant wurde sowohl innerlich als auch äußerlich angewendet. Gegen Lungenschmerzen empfahl die Heilige zum Beispiel einen Trank, bei dem Wacholderbeeren, Königskerze und Schafgarbe in gutem Wein gekocht werden. Dieser Flüssigkeit wird roher, kleingeschnittener Alant beigefügt. Das sollte man zwei bis drei Wochen auf nüchternen Magen oder nach dem Essen trinken. Aus der gleichen Heilpflanze konnte nach den Vorschriften der heiligen Hildegard auch eine Salbe gegen Krätze (Skabies) hergestellt werden. Krätze wird durch die Krätzmilbe (Sarcoptes hominis scabiei) verursacht. Die Hauterkrankung ruft Juckreiz und Entzündungen hervor. Hildegards Anti-Krätze-Salbe bestand aus 15 Teilen Alant, dem noch drei Teile Farnkraut, ein Teil Kerbel sowie etwas Weihrauch und Schwefel hinzugefügt wurden. Das Basismaterial der Salbe war Schweineschmalz. Fünf Tage sollte sich der Kranke damit einreiben, dann »soll derselbe Kranke sich in einem Bade reinigen, damit die Borken und der Gestank von ihm entfernt werden«.

Geschichte: Ein alter botanischer Name des Alant (Helenae lacrymae) bedeutet »Tränen der Heiligen Helena«. Der griechischen Mythologie zufolge soll die schöne Tochter des Zeus und der Leda den Alant in ihren Händen gehalten haben, als sie sich – obwohl mit Menelaos verheiratet – von Paris entführen ließ und damit den Trojanischen Krieg auslöste. Christliche Mönche brachten die Pflanze nach Mitteleuropa, und sie versuchten, damit Krankheiten wie die Pest zu heilen. Zeitweise galt Alant als »Allheilmittel«. Bei Schwarzkünstlern war er als Zaubermittel beliebt.

Verwendete Pflanzenteile: Gesammelt wurde vor allem der Wurzelstock, in dessen Knollen sich im Herbst die heilkräftigen Wirkstoffe sammeln (sie wurden auch »unterirdische Orangen« genannt). Das Deutsche Arzneibuch bezeichnet sie mit »Radix Helenii«.

Bekannte Wirkstoffe: Die Knollen der Pflanze enthalten Helenin, ein Stärkemehl. Dieser Wirkstoff ähnelt dem Kampfer, deshalb wird er auch »Altkampfer« genannt.

Wissenschaftlich nachgewiesene Wirkung: Bitterstoffe können die Magen- und Gallensaftproduktion anregen. Der Hauptwirkstoff Helenin wirkt offenbar lindernd bei Husten. Alant gehört zu den »nichtoffiziellen Arzneipflanzen« des Handels.

Verwendung in der modernen Pharmaindustrie: Bestandteil von Melissengeist.

Heute mögliche Anwendung der Hildegardrezepte: Alkoholische und nichtalkoholische Auszüge werden bei Magen- und Darm-beschwerden und – wie schon zu Hildegards Zeiten – bei Husten und Erkältungen eingesetzt. Verschiedene homöopathische Medikamente sind auf dem Markt. Für in manchen Kräuterbüchern wiedergegebene Anwendungsgebiete wie »Trägheit der Lymphdrüsen«, Gicht u. a. gibt es keine wissenschaftliche Begründung.

Beschaffung des Heilmittels: Der Vegetabilienhandel liefert Wurzeln und Blätter.

Zubereitung: Nach altem Rezept werden die Alantwurzeln in Wein gekocht. Das Getränk wird dann in kleinsten Portionen bei Appetitlosigkeit getrunken.

Bezeichnung im pharmazeutischen Fachhandel: Helenii radix (Alantwurzeln).

Aloe

Bestandteil vieler Fertigarzneien

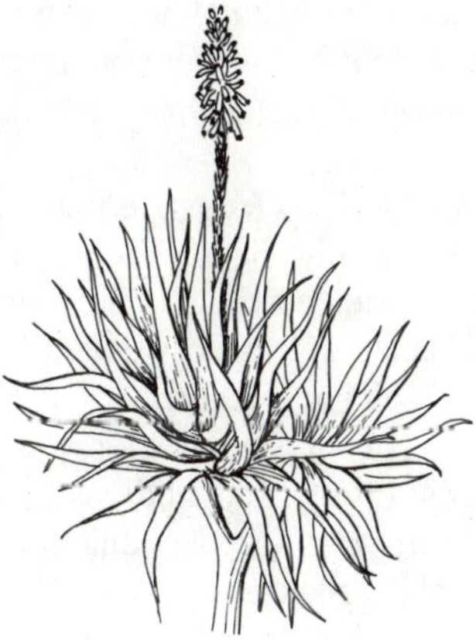

Aloe mit Zusätzen, die auf ihre geographische Verbreitung schließen lassen, also etwa Aloe vera L. (verbreitet vom Roten Meer bis nach Südafrika und Ostindien, in kühleren Klimazonen beliebte Topfpflanze), Aloe ferox Mill. (für die sogenannte »Kap-Aloe«), Aloe abyssinica Lam. (für die Sansibar-Aloe) usw. Aloe ist zugleich der Name für den eingedickten Saft dieser Pflanze, die eigentliche Arzneidroge.

Andere Bezeichnungen: Für die Pflanze selbst nicht üblich. Der aus ihr gewonnene Saft wurde seiner Farbe wegen auch »Bärengalle« genannt.

Beschreibung der Pflanze: Die Aloe gehört zur Gattung der Liliengewächse. Rund 250 verschiedene Arten sind bisher bekannt. Einige sind kleine Gewächse, deren Blattrosette sich kaum über den Boden erhebt, andere haben lanzettförmige, dickfleischige Blätter, die nach oben wachsen und mit Stacheln bewehrt sind. Sie treiben häufig Blütenschäfte aus, die bei einigen Arten bis zu 20 Meter hoch werden können. An ihnen befinden sich ähren- oder traubenartig angeordnete, röhrenförmige Blüten.

Verwendung bei der heiligen Hildegard von Bingen: Zu ihrer Zeit wurde diese tropische Pflanze bereits in ganz Europa, selbst in Großbritannien zu Heilzwecken eingesetzt. Hildegard hatte die Pflanze mehrfach verwendet. Gerhard Madaus zitiert in seinem »Lehrbuch der biologischen Heilmittel« ein Rezept zum Aufbrechen von Abszessen und Herausziehen des Eiters. Ein anderes, heute nur noch schwer nachvollziehbares Rezept empfiehlt, den »Wurm« in den Zähnen – wohl Zahnkaries – mit aus Aloe und Myrrhenharz gewonnenem Rauch zu vernichten. Das Arzneimittel wurde auch innerlich angewandt.

Geschichte: Als Heil- und Räuchermittel kannten die Inder die Aloe schon vor 5 000 Jahren, ebenso die Bewohner von Somalia und der südlich des Golfs von Aden liegenden Inselgruppe Sokotra (»glückliche Inseln«). Sokotra war jahrhundertelang ein Stützpunkt arabischer Ostindienfahrer; dort lebte zu Hildegards Zeiten eine christliche Gemeinde.
Im Abschnitt über den Tod Jesu findet sich auch in der Bibel ein Hinweis auf die Aloe. Nachdem Josef von Arimathäa mit Erlaubnis von Pilatus Jesu Leib vom Kreuz abgenommen hatte, kam Nikodemus zu ihm »und brachte eine Mischung von Myrrhe und Aloe mit, etwa hundert Pfund« (Johannes,

19, 39–40). »Sie nahmen nun den Leichnam Jesu und umwickelten ihn mit Leinenbinden zusammen mit den wohlriechenden Salben, wie es beim jüdischen Begräbnis Sitte ist.« Auf Empfehlung von Aristoteles bemühte sich Alexander der Große um die Anhebung der Aloe-Produktion, besonders auf der Inselgruppe Sokotra (zum Teil mit rüden Methoden; er wollte die örtliche Bevölkerung vertreiben und Griechen ansiedeln). Allerdings waren damals die Nebenwirkungen der Aloe, wenn sie in übergroßen Mengen genommen wird, nicht bekannt. So soll Kaiser Otto II. (955–983) nach der Einnahme einer Überdosis Aloe (Kobert spricht von 16 Gramm) eine Darmblutung bekommen haben und gestorben sein. Sokotra war lange Zeit Hauptexportland für Aloe, vor allem nach England. »Aloe Socotrina« ist heute noch eine Bezeichnung für einen bestimmten eingetrockneten Aloesaft.

Verwendete Pflanzenteile: Die Gewebe der Blätter enthalten einen gelblichen, gelegentlich auch braunen oder schwarzen Saft. Er fließt aus, sobald die Pflanze angeschnitten wird, und überzieht den Einschnitt wie mit einem dünnen Film. Die Masse verhärtet sich und verschließt die Verletzung. Die Pflanze wird zur Drogengewinnung ausgepreßt und getrocknet.

Bekannte Wirkstoffe: Fast jede Sorte enthält Aloin als Hauptbestandteil, ein Anthrachinonderivat und andere Stoffe. Der Gehalt liegt zwischen fünf und 40 Prozent und ist jeweils in den Sommermonaten am höchsten. Die Zusammensetzung des Harzes ist noch nicht genau erforscht. Auch hormonähnliche Substanzen werden vermutet.

Wissenschaftlich nachgewiesene Wirkung: Aloe wirkt auf den Dickdarm. Etwa zehn Stunden nach der Einnahme löst das Präparat die Verstopfung. Allerdings führt es auch zu einer stärkeren Durchblutung des gesamten Darmbereichs, die auf umliegende Gebiete übergreifen kann. Aus diesem

Grund wird oft von einem Gebrauch von Aloe während der Schwangerschaft, der Menstruation, bei Hämorrhoidalbeschwerden, Enterokolitis, bei Entzündungen des Blinddarms, des Uterus, der Gallenblase und der Nieren abgeraten. Der Hinweis, Aloe nicht im fortgeschrittenen Stadium der Schwangerschaft zu nehmen, steht auch in der »Roten Liste« (dem Verzeichnis der Fertigarzneimittel der Mitglieder des Bundesverbands der Pharmazeutischen Industrie). Außerdem gewöhnt sich der Körper bei längerem Gebrauch daran. Um Wirkung zu erzielen, muß die Dosis immer wieder erhöht werden.
Werden Aloeblätter – wie zu Hildegards Zeiten – auf offene Geschwüre oder auf Röntgenstrahlenverbrennungen gelegt, so fördern ihre Wirkstoffe die Bildung des als »Granulationsgewebe« bezeichneten jungen Bindegewebes, das sich später in Narbengewebe umwandelt.

Verwendung in der modernen Pharmaindustrie: Aloe wird in der Pharmaindustrie vorwiegend für Abführmittel verwendet. Die »Rote Liste« enthält in der Ausgabe 1983 nicht weniger als 28 verschiedene Präparate mit Aloe, kombiniert mit Senna oder anderen Stoffen. Daneben werden die Wirkstoffe auch für Medikamente bei Leberbeschwerden, bei Ausbleiben der monatlichen Regel sowie für homöopathische Präparate verwendet.

Heute mögliche Anwendung der Hildegardrezepte: In den Vereinigten Staaten – und neuerdings auch in Europa – wird empfohlen, den Saft der Aloe mit Fruchtsäften zu mixen und ihn »prophylaktisch« einzunehmen. Davon ist aber wegen der oben beschriebenen starken Wirkungen und auch der möglichen Nebenwirkungen abzuraten. Aloe gehört zu den Arzneipflanzen, die am besten als Fertigprodukt nach den Vorschriften der Hersteller einzunehmen sind.
Diese Fertigarzneimittel werden häufig als Mischungen mit Senna, Fenchel, Mariendistel, Enzian, Kamille und anderen Heilpflanzen angeboten.

Andorn

Hausmittel bei Erkältungen und Magenbeschwerden

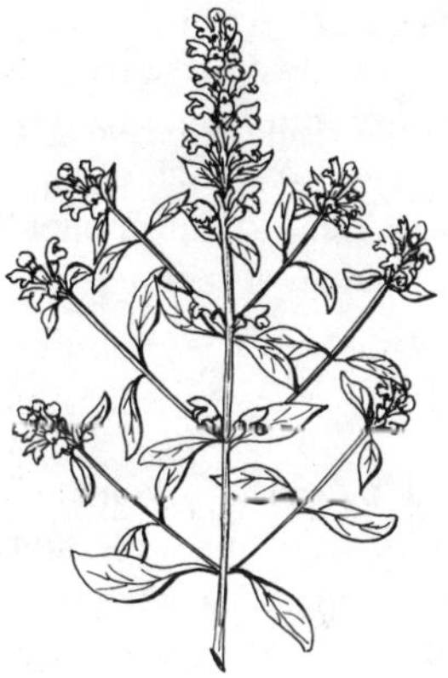

Marrubium vulgare L.

Andere Bezeichnungen: Mutterkraut, Mariennessel, Berghopfen, weißer Dorant, Helfkraut, Gottvergessen, Weißleuchtkraut.

Beschreibung der Pflanze: Gehört zur Familie der Lippenblütler. Eine ganz unscheinbare Pflanze, die auf Schutthalden, unter Hecken und an Gebäuden wächst. Die Pflanze wird bis zu 60 Zentimeter groß. Von den Stengeln gehen die eiförmigen Blätter ab. Die Blüten sitzen in den Blattachseln.

Verwendung bei der heiligen Hildegard von Bingen: Die Pflanze wird für eine Salbe verwendet, die bei Kopfschmerzen helfen soll. Sie besteht aus drei Teilen Andorn, denen je ein Teil Majoran, Fenchel und Salbei beigegeben wird. Unter Zusatz von Fett entsteht eine Salbe, mit der man sich den Kopf einreiben soll. Außerdem empfiehlt die Heilige die Pflanze auch bei Erkältungskrankheiten.

Geschichte: Andorn galt seit Jahrtausenden als Heilpflanze. Die Römer benutzten ihn, auch der im ersten Jahrhundert lebende Schriftsteller Aulus Cornelius Celsus berichtet in seinen berühmten medizinischen Werken davon. Im Mittelalter galt er als sogenanntes »hexenwidriges Kraut«. Weil er auch »böse Geister« vertrieb, gab man ihn Wöchnerinnen. In einem alten Kräuterbuch heißt es:

> »Andorn eröffnet die verstopfte Leber
> Milz und Mutter
> hilft den Frauen in Kindesnöten
> auch so sie nach der Geburt nicht wohl gereinigt werden
> denen treibts ihr Zeit und Bürdle ...«

Verwendete Pflanzenteile: Blätter und Blüten.

Bekannte Wirkstoffe: Ätherische Öle, Gerbstoffe und der zur Gruppe der Diterpene gehörende Bitterstoff Marrubiin.

Wissenschaftlich nachgewiesene Wirkung: Wie alle Gerbstoffe veranlassen derartige Wirkstoffe des Andorns die Schleimhäute, sich zusammenzuziehen.

Verwendung in der modernen Pharmaindustrie: Spielt nur eine geringe Rolle bei der Herstellung homöopathischer Mittel.

Heute mögliche Anwendung der Hildegardrezepte: Teeauszug bei Erkältungen und Magenbeschwerden.

Beschaffung des Heilmittels: Andorn ist weit verbreitet. Getrocknete Kräuter sind im Fachhandel erhältlich.

Zubereitung: Ein Teelöffel getrocknetes Kraut über Nacht in einer Tasse kaltem Wasser ziehen lassen und am nächsten Tag trinken.

Bezeichnung im pharmazeutischen Fachhandel: Marrubii herba (Andornblätter).

Mischung mit anderen pflanzlichen Heilstoffen: z. B. mit Akelei.

Anis

Tee hilft bei Katarrhen der Atemwege und bei Blähungen sowie krampfartigen Beschwerden im Magen- und Darmbereich

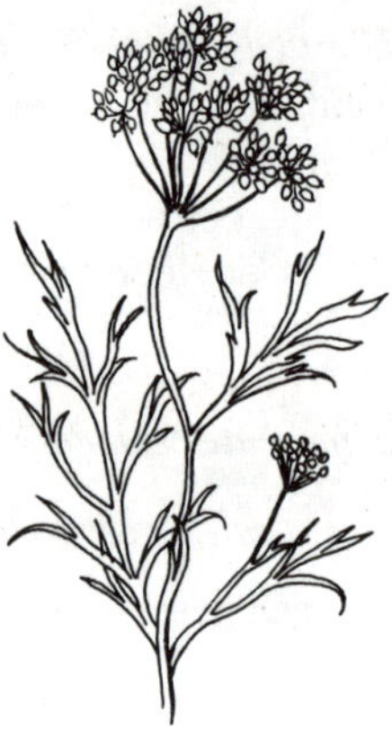

Pimpinella anisum L.

Andere Bezeichnungen: Süßer Kümmel, Süßer Fenchel, Brotsamen, Enes, Römischer Fenchel.

Beschreibung der Pflanze: Einjährige Pflanze aus der Familie der Doldenblütler (Umbelliferae). Die drei Millimeter langen, eiförmigen Anisfrüchte wachsen auf den Dolden eines bis zu 50 Zentimeter hohen Stengels. Anis blüht weiß. Seine Blätter sind im unteren Bereich rundlich, gezackt, oben lanzettförmig und dreigeteilt.

Verwendung bei der heiligen Hildegard von Bingen: Anis wird bei Menstruationsbeschwerden verordnet. Die Pflanze muß zusammen mit Chrysanthemen und Königsblumen unter Beachtung komplizierter Vorschriften gekocht und dann in einem Schwitzbad auf Geschlechtsteile und Nabel gelegt werden. In »Ursachen und Behandlung der Krankheiten« (Übersetzung Dr. Schulz) heißt es: »Die Wärme des Anis bringt die Säfte in Bewegung, die Wärme des Mutterkrauts (der Chrysanthemen, Anm. d. Autors) aber wirkt heilend, und die Wärme des Wollkrauts (der Königskerze, Anm. d. Autors) schafft den Blutfluß« (setzt also die Menstruation wieder in Gang).

Geschichte: Die Pflanze wuchs ursprünglich in Syrien und Ägypten sowie auf den griechischen Inseln. Sie war immer schon eine der bekanntesten Gewürzpflanzen, wurde aber – seit alters – auch als Arzneipflanze eingesetzt. Sie wird in Südfrankreich und Spanien, aber auch in der Tschechoslowakei, Polen, Rußland, Italien, der Levante, Sachsen, Schwaben, Franken und Thüringen auf Feldern angebaut.

Verwendete Pflanzenteile: Die reifen Früchte der Dolden.

Bekannte Wirkstoffe: Die Früchte verfügen über sogenannte Exkretzellen, »Ölstriemen«, die ätherische Öle enthalten.

Wissenschaftlich nachgewiesene Wirkung: Als Medikament

eingesetzt, wirkt Anis blähungstreibend (carminativ), schleimlösend (sekretolytisch) und auswurffördernd (expektorierend) bei Erkältungskrankheiten. Auch eine milchfördernde (laktagoge) Wirkung wird beschrieben. Dr. W. Dudler erklärte hierzu anläßlich eines Symposiums in Appenzell: »Ob die laktagoge, die milchfördernde Wirkung bei Stillenden mit der Bildung östrogener Verbindungen vom Typ des Dianethols in Verbindung gebracht werden kann, ist unklar, aber denkbar.«

Verwendung in der modernen Pharmaindustrie: Neben der Verwendung als Gewürz und als Aromastoff für Spirituosen wie Pernod, Anisette, Benediktiner und griechischer Ouzo ist Anis vor allem Bestandteil vieler Hustenmedikamente sowie mild wirkender Essenzen, die bei harmloseren Verdauungsbeschwerden und leichten Erkältungen genommen werden. Als sogenannte Standardzulassung bekam Anis in der Darreichungsform Tee die Zulassungsnummer 8099.99.99.

Gegenanzeigen: Allergie gegen Anis und Anethol.

Mögliche Nebenwirkungen: Gelegentlich allergische Reaktionen der Haut, der Atemwege und des Gastrointestinaltrakts.

Heute mögliche Anwendung der Hildegardrezepte: Teeaufgüsse bei Blähungen und krampfartigen Beschwerden im Magen- und Darmbereich. Förderung der Schleimlösung bei Katarrhen der Atemwege, insbesondere bei Säuglingen und Kleinkindern.

Beschaffung des Heilmittels: Im Fachhandel zu kaufen. Achten Sie auf frische Ware. Ab dem dritten Jahr der Lagerung nimmt der Gehalt an ätherischen Ölen ab. Licht und Feuchtigkeit schaden der Droge.

Zubereitung: Ein bis zwei Teelöffel Aniskörner werden gequetscht und mit siedendem Wasser (ca. 150 Milliliter) aufgegossen und nach zehn bis fünfzehn Minuten durch ein Teesieb filtriert.

Bei Verstopfung: Morgens und abends vor dem Schlafengehen eine Tasse Tee trinken.

Bei Magen- und Darmkatarrhen: Mehrmals am Tag einen Teelöffel Anis-Tee einnehmen.

Bezeichnung im pharmazeutischen Fachhandel: Anisi fructus.

Aronstab

heute nur noch die Pflanze der Homöopathen

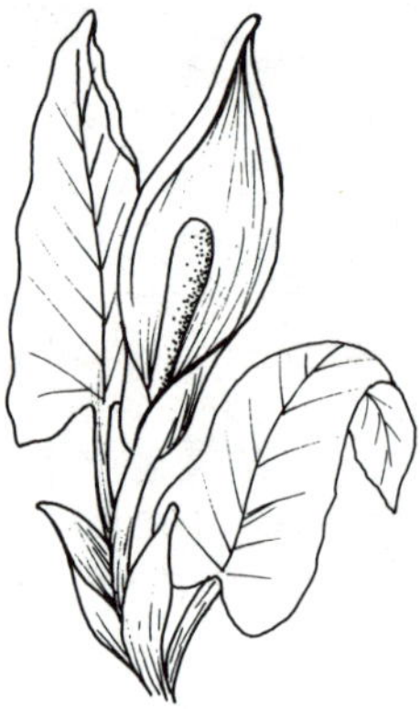

Arum maculatum L.
(für die bei uns wachsende Art).

Andere Bezeichnungen: Aron, Aronswurz, gefleckter Aronstab, Lords and Ladies, gefleckter, deutscher Ingwer, Eselsohren, Aasblume, Magenwurzel.

Beschreibung der Pflanze: Gehört zur Familie der Araceen. Die Pflanze hat spießförmige Blätter, die in manchen Gegenden braun gefleckt sind (daher auch der Name »gefleckter Aronstab«). Sie treibt einen ungefähr 30 Zentimeter hohen Schaft aus, an dem sich die oben purpurrote, unten gelbe Blumenscheide befindet. Die sich bildenden Früchte sind erbsengroß und scharlachrot. Alle Teile der Pflanze schmecken scharf und sind giftig – besonders auch die roten Beeren. Bei Weidetieren kann es durch den Aronstab zu tödlichen Vergiftungen kommen. Menschen verspüren bei geringen Mengen einen Brechreiz, bei größeren können sich Krämpfe und zahlreiche weitere Beschwerden einstellen. Die Knolle, die auch »Magenwurzel« genannt wird, verliert ihre Giftigkeit durch Kochen oder Trocknen. In Griechenland wurde sie sogar gegessen.

Verwendung bei der heiligen Hildegard von Bingen: Als Mittel gegen Gicht und Fieber, Magenkrankheiten und Pest (»für einen ruhigen Tod«).

Geschichte: Als Heilmittel war der Aronstab schon den Chinesen bekannt, ebenso den Griechen. Hippokrates erwähnt die Pflanze bei Vorschriften zur Wundbehandlung. Die eigenartige Form der Pflanze – besonders vor der Blüte – führte entsprechend der Signaturlehre zur Verwendung als Liebeszauber. Die Wurzel grub man früher vor der Haustüre ein, um die Bewohner vor »bösen Geistern« zu schützen.

Verwendete Pflanzenteile: Wurzeln, gesammelt vor der Entwicklung der Blätter, und Blätter.

Bekannte Wirkstoffe: Aroin, flüchtige Scharfstoffe, die chemisch noch nicht ganz erforscht sind.

Wissenschaftlich nachgewiesene Wirkung: Aroin kann zu Vergiftungserscheinungen führen (siehe oben).

Verwendung in der modernen Pharmaindustrie: Aronstab (genauer sein in Amerika heimischer Verwandter Arum triphyllum) wird für verschiedene homöopathische Mittel gebraucht: bei Reizungen der Schleimhäute des Rachens, bei Überanstrengung der Stimme bei Sängern und Rednern und bei anderen Beschwerden.

Heute mögliche Anwendung der Hildegardrezepte: Heute kaum mehr üblich und auch nicht empfehlenswert. Für in manchen Kräuterbüchern angegebene Indikationen wie »veralteter Katarrh«, »Milzleiden« usw. gibt es keine Bestätigung.

Bachbunge

trägt zur besseren Verdauung bei

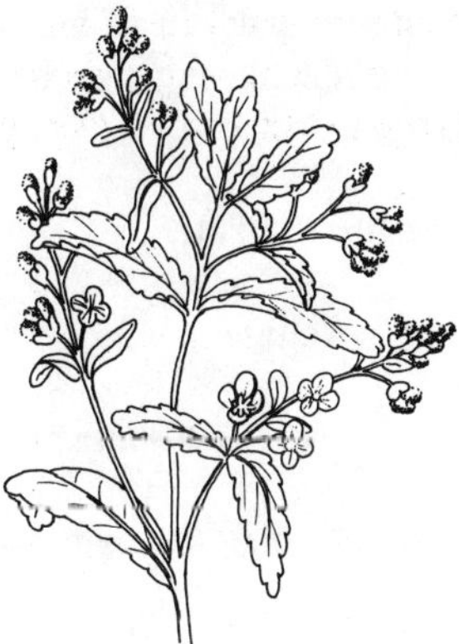

Veronica beccabunga L.

Andere Bezeichnung: Bachbungenehrenpreis.

Beschreibung der Pflanze: Gehört zur Familie der Skrophulariaceen und zur selben Gattung wie der bekanntere Ehrenpreis. Die kleine Pflanze hat rundliche oder länglich eiförmige Blätter und himmelblaue Blüten. Sie wächst in ganz Europa vorwiegend an Quellen und Bächen.

Verwendung bei der heiligen Hildegard von Bingen: Mittel gegen Darmstörungen.

Geschichte: Seit alters wurde die Pflanze als Salat gegessen. Die Volksmedizin empfahl sie gegen Unterleibserkrankungen.

Verwendete Pflanzenteile: Blätter.

Bekannte Wirkstoffe: Wenig untersucht.

Wissenschaftlich nachgewiesene Wirkung: Wenig untersucht.

Verwendung in der modernen Pharmaindustrie: Keine.

Heute mögliche Anwendung der Hildegardrezepte: Wird vereinzelt noch als Verdauungsmittel verwendet (Salat).

Baldrian

ein Mittel bei nervösen Erregungszuständen, Einschlafstörungen sowie nervös bedingten, krampfartigen Schmerzen im Magen- und Darmbereich

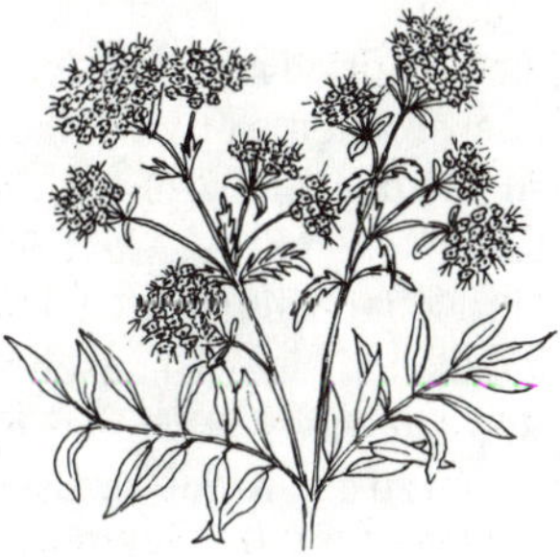

Valeriana officinalis L.

Andere Bezeichnungen: Gemeiner Baldrian, Hexenkraut, Katzenkraut, Stinkwurz, Theriakwurzel, Zahnwurzel.

Beschreibung der Pflanze: Die Pflanze ist mehrjährig, hat gefiederte Blätter und kann bis zu etwa eineinhalb Meter hoch werden. Ihre Blüten sind rötlichweiß.

Verwendung bei der heiligen Hildegard von Bingen: Die Heilige empfahl die Pflanze unter anderem als Gichtmittel.

Geschichte: Griechen, Römer und auch viele andere Völker verwendeten die Pflanze seit Urzeiten, zum Beispiel als harntreibendes Mittel und zur Bekämpfung von Schmerzen und Krämpfen. Für südamerikanische Eingeborene war Baldrian das beste Rheumamittel.
Um das Jahr 1000 galt Baldrian als eines der Kräuter, denen geheime Kräfte zugesprochen wurden. Nach der Legende wuchs der Baldrian aus den Blutstropfen, die vom gekreuzigten Heiland auf den Boden fielen. Zugleich ordnete man die Pflanze als Heilkraut der Muttergottes zu. In einer kirchlichen Weiheformel, die auf einer Handschrift aus dem 14. Jahrhundert erhalten ist, gehört Baldrian neben Fenchel, Eisenkraut und anderen zu den Kräutern, die am Maria-Himmelfahrts-Tag »von Maria oder ihr zu Liebe« gesegnet wurden. Auch nach den Zeiten der heiligen Hildegard wurde die »Tinctura Valerianae« bei vielerlei Beschwerden gegeben, nur nicht, wie heute, gegen »Nervosität«.
Wenn man alte Schiffstagebücher liest – etwa jenes des Mediziners Johann Friedrich Eschscholtz (1793–1834), der mit Kapitän Otto von Kotzebue in den Jahren 1816 bis 1818 rund um die Welt segelte und vergeblich die nordamerikanische West-Ost-Passage suchte –, dann gibt es kaum ein Leiden, bei dem Baldrian nicht verordnet worden wäre. Mit dieser Heilpflanze und mit der Kamille kam der Schiffsarzt meistens aus. »Auf der Reede von Teneriffa wurde ein Matros mit so starken Krämpfen der Lunge befallen, daß er sinnlos mit den Zähnen knirschte«, heißt ein Eintrag. »Als ich beim

dritten Anfall vom Lande dazukam, gab ich ihm eine Dosis Valeriana (Baldrian) mit Opiumtinktur, worauf kein Anfall mehr erfolgte.« Im 18. und 19. Jahrhundert wurde der beruhigende Effekt dieser Heilpflanze entdeckt und erforscht. Erst in jüngerer Zeit, in den Jahren 1966 und 1967, gelang es, die inzwischen schon lange durch die Erfahrungsmedizin bestätigten Wirkungen wissenschaftlich nachzuweisen. Arzneibaldrian wird in Deutschland vorwiegend im Harz und in Franken angebaut. Unterarten, die medizinisch eine Rolle spielen, sind der mexikanische Baldrian (Valeriana edulis ssp. procera) sowie eine im Himalaya wachsende Baldrianpflanze (Valeriana wallichii), auch »indischer Baldrian« genannt (Valeriana jatamansii Jones).

Verwendete Pflanzenteile: Wurzeln.

Bekannte Wirkstoffe: a) Ätherische Öle: Sie enthalten Terpene (bestimmte Kohlenwasserstoffe); b) Valepotriate (Abkürzung von Valerianaepoxy-triester): Das sind sogenannte »dreiwertige Alkohole«. Sie sind »fettanziehend« und äußerst empfindlich gegen Wärme und Säuren verschiedener Art. Bei manchen Baldrian-Tinkturen haben sie sich bereits bei der Zubereitung verflüchtigt.
Die einzelnen Baldrian-Arten haben einen unterschiedlichen Gehalt an Valepotriaten. Bei uns vorkommende Arten enthalten in den Wurzeln die Konzentration 0,5 Prozent oder etwas mehr, beim »mexikanischen Baldrian« bis zu fünf Prozent. Auch das Verhältnis der verschiedenen Valepotriat-Arten untereinander unterscheidet sich.

Wissenschaftlich nachgewiesene Wirkung: Baldrian hat einen beruhigenden Effekt, für den etwa zu einem Drittel ätherische Öle und zu zwei Dritteln die Valepotriate verantwortlich sind.
Die Valepotriate wirken nicht wie die sogenannten »Psychopharmaka«, also Mittel, die seelische Zustände beeinflussen, auf die Großhirnrinde, sondern auf einen »Formatio reticu-

laris« genannten Hirnbereich. Das ist die graue Substanz des sogenannten »Rautenhirns« (Rhombencephalon, das unmittelbar an das Rückenmark anschließt). Sie besteht aus einem Netzwerk von Nervenzellen, das bis ins sogenannte Zwischenhirn reicht und mit vielen Hirnbereichen in engem Kontakt steht. Von hier aus werden viele lebensnotwendige Vorgänge, wie etwa die Atmung, gesteuert. Dies hat zur Folge, daß die Baldrian-Valepotriate zwar beruhigen, aber nicht einschläfern und nach neueren Untersuchungen weder der Konzentration noch der Leistungsfähigkeit schaden. Durch die bessere Abschirmung gegen äußere Reize wurde in Versuchen bei nervösen Menschen sogar ein Leistungszuwachs beobachtet. Sowohl die Valepotriate als auch die in den ätherischen Ölen enthaltenen Valerensäuren wirken außerdem krampflösend.

Verwendung in der modernen Pharmaindustrie: Baldrianpräparate sind Medikamente gegen Unruhezustände, Schlaflosigkeit, Angstsituationen, nervöse Herz- und Kreislaufbeschwerden (»vegetative Dystonie«), Streß, auch zur Dämpfung der Entzugserscheinungen bei Alkohol- und Drogenkranken. Standardzulassungsnummer: 6199.99.99.

Heute mögliche Anwendung der Hildegardrezepte: Aus Baldrianwurzel gewonnener Tee wird bei nervösen Erregungszuständen, Einschlafstörungen sowie nervös bedingten, krampfartigen Schmerzen im Magen- und Darmbereich angewendet.

Beschaffung des Heilmittels: Apotheken und Heilkräuterhandlungen. Lichtgeschützt aufbewahren!

Zubereitung: Der Tee kann kalt oder warm zubereitet werden. Wurzeln – ein Teelöffel mit drei bis fünf Gramm pro Tasse – in kaltem Wasser acht Stunden ziehen lassen oder mit heißem Wasser (150 Milliliter) überbrühen, nur zehn bis fünfzehn Minuten ziehen lassen, durch ein Teesieb gießen und gleich trinken. Empfohlen werden zwei bis drei Tassen pro Tag.

Bezeichnung im pharmazeutischen Fachhandel: Valerianae radix – meist mit einem Zusatz, der die Herkunft beschreibt

(deutsch, Balkan, holländisch, polnisch, indisch, pakistanisch usw.).

Basilikum

läßt Sie auch schwitzen

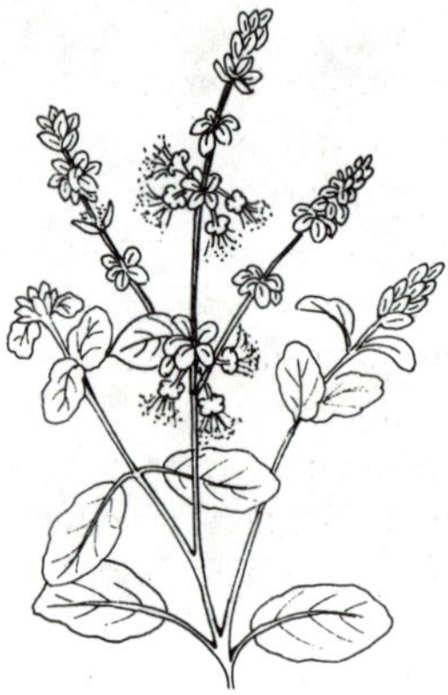

Ocimum basilicum L.

Andere Bezeichnungen: Basilienkraut, Hirnkraut, Königskraut, Nelkenbasilie, Braunsilge, Suppenbasil.

Beschreibung der Pflanze: Gehört zur Familie der Lippenblütler (Labiatae). Es wird bis zu 40 Zentimeter hoch, hat eiförmige, sägezahnartige Blätter. Die Blüten sind weiß oder auch rot. Die Pflanzen sind frostempfindlich. Sie stammen ursprünglich aus dem tropischen Afrika und dem südlichen Asien. In Mittelmeerländern – und auch bei uns – wird das Gewürzkraut oft auch in Töpfen gezogen. Etwa 40 verschiedene Arten sind bekannt.

Verwendung bei der heiligen Hildegard von Bingen: Basilikum war Bestandteil eines Mittels gegen Läuse, einzunehmen, »wenn Läuse innerlich einen Menschen im Leib schädigen, so daß sie nicht aus ihm herauskommen«. Das Rezept war damals weder einfach noch billig. Das Kraut mußte mit Ingwer, Pfeffer, Honig, Aalgalle, Essig, Elfenbein und »Geierschnabel« auf komplizierte Weise gemischt werden. Der Trank war dann »am besten nüchtern« oder nach dem Frühstück einzunehmen. Hildegard-Forscher nennen auch andere Anwendungsgebiete, etwa als Mittel gegen Fieber.

Geschichte: Basilikum war eine Grabbeigabe bei den alten Ägyptern. Vertrocknete Kränze aus Basilikum wurden in den Pyramiden gefunden. Die Römer verwendeten das Gewürz zu Heilzwecken. Im Mittelalter kam es mit den Mönchen auch über die Alpen. Man findet das Kraut sowohl in alten Arzneiverzeichnissen als auch auf Kirchenbildern. Ebenso wie die Nelken sollte das Basilikum Unheil abwehren.
Der Name der Pflanze kommt wahrscheinlich von der griechischen Bezeichnung für »königlich« (»basilikos«). Da dies so ähnlich wie »Basilisk« klingt, geriet das Kraut in den Ruf, auch die geheimnisvollen »Basilisken« abwehren zu können. Nach mittelalterlichem Glauben waren dies unheilbringende Fabelwesen, die aus einem dotterlosen Hahnenei (»Basiliskenei«) von einer Kröte auf dem Mist ausgebrütet wurden.

Das krallenbewehrte, echsenartige Tier mit dreispitzigem Schlangenschwanz und einer Krone auf dem Kopf konnte angeblich schon durch seinen Blick töten. Auch Hildegard von Bingen erwähnt dieses Wesen. Selbst Luther schrieb in seiner Bibelübersetzung von »Basilisken«, als er besonders giftige Schlangen meinte. Die Redensart »Basiliskeneier ausbrüten« bedeutet auch heute noch »Böses vorhaben«.
In größeren Mengen genossen, soll Basilikum nach altem Glauben, für den es allerdings keine pharmakologische Erklärung gibt, die Liebesfähigkeit steigern.

Verwendete Pflanzenteile: Blätter.

Bekannte Wirkstoffe: Ätherische Öle, vorwiegend bestehend aus Methylchavicol, Cineol und Linalool, sowie Gerbstoffe, Säuren, Vitamine.

Wissenschaftlich nachgewiesene Wirkung: Die Inhaltsstoffe regen die Magensaftabsonderung an und fördern die Verdauung. Pharmakologen haben jetzt nachgewiesen, daß Wirkstoffe des Basilikums bei Wöchnerinnen die Milchproduktion steigern. Im Erfahrungsschatz der Volksmedizin war dies schon lange bekannt.

Verwendung in der modernen Pharmaindustrie: Kaum. Das Kraut wird heute – frisch und getrocknet – überwiegend als Gewürz verwendet. Als sogenannte Standardzulassung bekam Basilikumkraut in der Darreichungsform Tee die Zulassungsnummer 1429.99.99.

Heute mögliche Anwendung der Hildegardrezepte: Teeaufgüsse werden bei Magenbeschwerden oder als schweißtreibendes Mittel genommen. Ferner kann Basilikumkraut-Tee Behandlungen von Völlegefühl und Blähungen unterstützen.

Beschaffung des Heilmittels: Die Pflanze kann im Topf gezogen werden. Getrocknete Ware im Fachhandel.

Zubereitung: Ein Teelöffel auf eine Tasse heißes Wasser.

Bezeichnung im pharmazeutischen Fachhandel: Basilici herba.

Beifuß

hilft der Verdauung

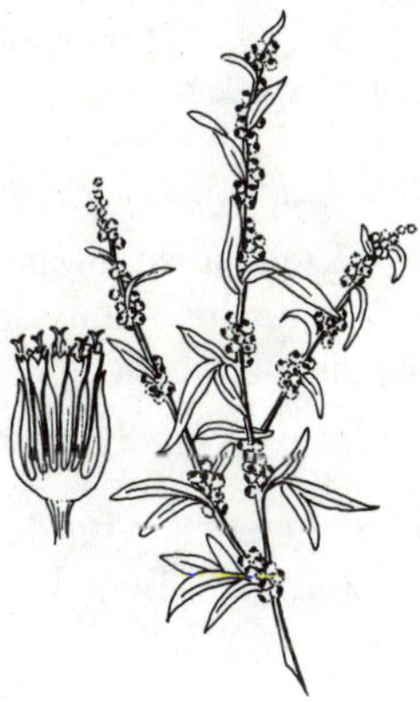

Artemisia vulgaris L.

Andere Bezeichnungen: Wilder Wermut, Gemeiner Beifuß, Mutterkraut, Gänsekraut, Fliegenkraut.

Beschreibung der Pflanze: Die Pflanze gehört zur Familie der Korbblütler (Asteraceae) und ist so weit verbreitet, daß man auf feldmäßigen Anbau verzichten kann. Sie wächst bevorzugt an Wegrändern und unter Gebüschen. Der Wurzelstock treibt jährlich bis zu 1,20 Meter hohe Stengel, an denen fieder- oder handförmig geteilte Blätter und in traubenartigen Ständen die Blüten wachsen. Der Beifuß ist eng verwandt mit dem Wermut (Artemisia absinthium L.), der Eberraute (Artemisia abrotanum L.) und dem Estragon (Artemisia dracunculus L.).

Verwendung bei der heiligen Hildegard von Bingen: Das Kraut wird äußerlich bei Ekzemen angewandt. Hildegard beschreibt dies unter dem Kapitel »Vom Geschwür« mit den Worten: »Fließen aber am menschlichen Leibe irgendwo aus der aufgebrochenen Haut ohne Anwesenheit eines bösen Geschwürs Tropfen und schlechte Säfte vereint aus, dann soll der Mensch Beifuß nehmen.« Aus dem Kraut mußte in einem Mörser durch Zerreiben Beifuß-Saft gewonnen werden. Dieser wurde dann mit Honig vermischt und auf die gerötete Stelle geschmiert. »Auch soll er gleich darauf das Klare vom Eiereiweiß darüberstreichen, es mit einem daraufgelegten Tuch umwickeln und dies solange tun, bis er geheilt wird.« Außerdem empfahl die Heilige das Kraut zur Verdauungsförderung.

Geschichte: Beifuß ist ein uraltes Heil- und Zaubermittel. Er galt als Marienpflanze. Die Bezeichnung »Mutterkraut« weist darauf hin, daß man das Kraut bei Frauenleiden anwandte. Die griechischen Ärzte des Altertums verwendeten Beifuß auch in der Geburtshilfe. Bei Hildegard von Bingen findet sich kein Hinweis auf derartige Verwendungsmöglichkeiten. Irmgard Müller meint: »Vielleicht verzichtete sie aufgrund ihrer Kenntnis des möglichen Mißbrauchs als

Abtreibungsmittel auf die seit der Antike traditionelle Verwendung ...« Beifuß enthält wie der Wermut Thujon, das in größeren Mengen als Abtreibungsmittel wirken würde. Nach altem Volksglauben vertreibt das Kraut böse Geister.

Verwendete Pflanzenteile: Blätter und Wurzeln.

Bekannte Wirkstoffe: Ätherische Öle (in den Blättern Thujon und Cineol), Bitterstoffe, in den Wurzeln auch Gerbstoffe.

Wissenschaftlich nachgewiesene Wirkung: appetitanregend, verdauungsfördernd.

Verwendung in der modernen Pharmaindustrie: Bestandteil verschiedener homöopathischer Präparate.

Heute mögliche Anwendung der Hildegardrezepte: Neben der Verwendung als Gewürz (traditionell bei Ente und Gans, Aal sowie Hammel) Heilanwendung bei Verdauungsbeschwerden.

Beschaffung des Heilmittels: Die Pflanze wächst an Wegrändern und bei Gebüschen und ist weit verbreitet. Getrocknete Wurzeln, Blätter und ganze Pflanzen bietet der Fachhandel.

Zubereitung: Etwa ein Teelöffel getrockneter Beifußblätter pro Tasse werden in heißem Wasser gekocht und mehrmals täglich getrunken.

Bezeichnung im pharmazeutischen Fachhandel: Artemisiae vulgaris herba (ganze Pflanze), Artemisiae vulgaris folium (Blätter) sowie Artemisiae radix (Wurzel).

Beinwell

Seine Wirkstoffe helfen als Umschläge und als Tee
Überdosierung schädlich!

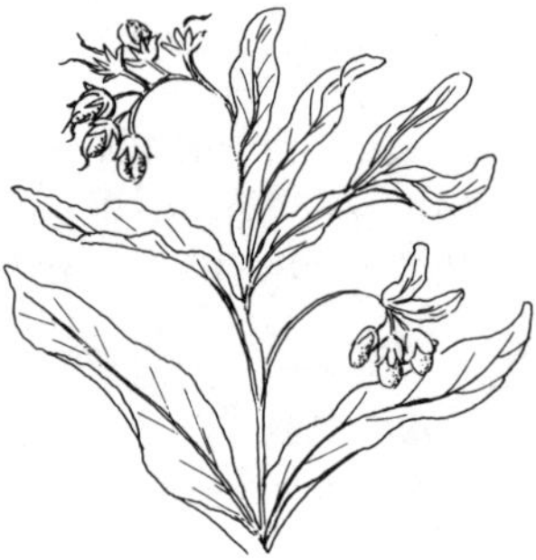

Symphytum officinale L.

Andere Bezeichnungen: Beinwurz, Beinwurzel, Schwarzwurz, Hundszunge, Wallwurz, Milchwurz, Himmelsbrot.

Beschreibung der Pflanze: Die zu den Borretschgewächsen (Boraginaceae) gehörende Pflanze wächst in feuchten Wiesen und im Wald. Sie wird 30 bis 100 Zentimeter hoch. Typisch sind die länglichen, borstig behaarten Stengelblätter und die röhrenförmigen, gelben oder weißroten Blüten. Die Bezeichnung »Schwarzwurz« stammt von den kräftigen Pfahlwurzeln, die außen schwarz und innen gelblichweiß sind.

Verwendung bei der heiligen Hildegard von Bingen: In den Schriften findet sich ein Rezept zur Heilung von Bauchfellrissen. Beinwellkraut wird mit Sellerie in gutem Wein gekocht. Die dabei verwendeten Pflanzen müssen auf den Bauch aufgelegt werden, der Wein wird mit Zucker und Honig und einem »pulverisierten Zitwer« versetzt getrunken. Zitwer ist nicht eindeutig identifiziert. Es könnte sich vielleicht um das Schleier- oder Gipskraut handeln (Gypsophila). Die Wurzel der Pflanze wird in kleine Stücke geschnitten und in Wein gelegt, »damit dieser den Geschmack von ihnen annimmt«. Es heißt dann: »Diesen Wein soll er immer trinken, bis er geheilt wird, weil die Kälte des Beinwells im Verein mit der Wärme des Weines den Riß wieder zusammenzieht.« Die Heilige empfiehlt Beinwell aber auch zur Behandlung von Geschwüren.

Geschichte: Seit alters wird Beinwell, vorwiegend seine Wurzel, bei vielen Völkern zur Heilung von Knochenbrüchen eingesetzt. Daher kommt auch der deutsche Name. »Bein« heißt im Althochdeutschen »Knochen« und »wallen« kann als »durchblutungsfördernd« verstanden werden, was in jedem Fall eine Heilung beschleunigt. Der Gattungsname »Symphytum« (von griechisch »symphyein« = zusammenwachsend) weist in die gleiche Richtung. Otto Ludwig vertritt die Theorie, daß die Arzneimacherdörfer, die es in

Thüringen gab, auf den Beinwell nach dem Prinzip »heile Ähnliches mit Ähnlichem« kamen: »Das recht häufige Borretschgewächs hat stark hervortretende Blattrippen, die selbst bei heftigem Winde die breiten, flügelartigen, kantigen Blätter und glockigen Blütenröhren vor dem Knicken bewahren. Also starke Knochen, die auch gebrochene Knochen des Menschen wieder heilen würden.« Im Mittelalter verwendeten Ärzte die Pflanze auch bei inneren und äußeren Geschwüren, Entzündungen und vielen anderen Beschwerden.

Verwendete Pflanzenteile: Blätter und Wurzeln.

Bekannte Wirkstoffe: In den Wurzeln befinden sich viele Schleimstoffe, Gerbstoffe und vor allem Allantoin. Das für die Pharmaindustrie wichtige Allantoin ist ein Abbauprodukt des Purinstoffwechsels, das sich zum Beispiel im Harn der meisten Säugetiere befindet und nur ganz selten in Pflanzen enthalten ist. Niedere, wirbellose Tiere wie Maden scheiden es ebenfalls aus. Der Stoff findet sich in geringerer Konzentration auch in den Blättern des Beinwells. Außerdem sind in der Pflanze geringe Mengen von Pyrrolizidinalkaloiden enthalten. Sie werden gegenwärtig – insbesondere im Hinblick auf möglicherweise schädliche Wirkungen – intensiv erforscht. Viele andere Borretsch-Pflanzen enthalten diesen Stoff ebenfalls.

Wissenschaftlich nachgewiesene Wirkung: Allantoin fördert die Bildung von Granulationsgewebe, gefäßreichem Bindegewebe, das über Verletzungen entsteht und sich später in Narben umwandelt. Die Pyrrolizidinalkaloide können – über lange Zeit und in größeren Mengen eingenommen – schädlich sein. Die Forschungen sind noch nicht abgeschlossen.

Verwendung in der modernen Pharmaindustrie: Wirkstoffe aus der Beinwellwurz, Symphyti (consolidae) radix, werden für eine Vielzahl von wundheilenden Salben und Pasten sowie Sonnenschutzmitteln verwendet. Außerdem setzt man sie kosmetischen Mitteln, Zahnpasten, Gesichtswässern usw. zu. Allantoin ist zugleich auch in Präparaten enthalten, die bei Bandscheibenschäden, rheumatischen und degenerativen Prozessen in Gelenken und Knochen helfen sollen. Kombiniert mit Vitaminen, Johanniskraut, Mineralien und anderen Stoffen gilt es auch als ein Präparat gegen Altersschwäche und Abnutzungserscheinungen. Außerdem ist es Bestandteil vieler homöopathischer Medikamente.

Heute mögliche Anwendung der Hildegardrezepte: Äußerlich: Pulverisierte Beinwellwurzel wird für Breiumschläge bei Verletzungen, Knochenerkrankungen, Blutergüssen, Venenentzündungen u. ä. verwendet. Innerlich: Teeaufguß aus geschnittenen Wurzeln gilt – wegen der darin enthaltenen Schleimstoffe – auch als Hausmittel bei Husten und Erkältungen sowie Verdauungsbeschwerden. Junge Triebe können wie Spargel zubereitet werden. Wegen der möglicherweise schädlichen Wirkung der Pyrrolizidinalkaloide warnen Pharmazeuten vor langandauernder Überdosierung. Tierversuche haben ergeben, daß diese Alkaloide vor allem durch Tees, weniger über die Haut, vom Körper aufgenommen werden.

Beschaffung des Heilmittels: Weit verbreitet in unseren Wäldern und in feuchten Wiesen an Bachrändern. Der Fachhandel bietet außerdem getrocknete Drogen an.

Zubereitung: Ein halber oder ein ganzer Teelöffel Wurzel mit getrockneten Blättern pro Tasse.

Bezeichnung im pharmazeutischen Fachhandel: Consolidae radix (Symphyti) pulv. (Wurzel) sowie Consolidae folium (Blätter).

Benedikten-kraut

kann den Magen wieder in Ordnung bringen

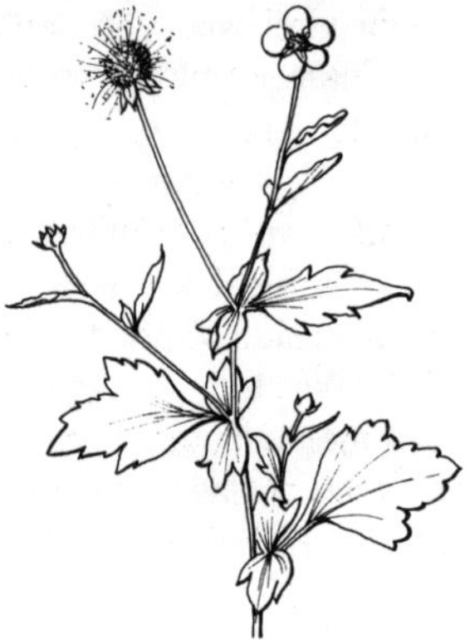

Cnicus benedictus L.

Andere Bezeichnungen: Centaurea benedicta L., Kardobenediktenkraut, Bitterdistel, Bernhardinerkraut, Spinnendistel, Heildistel, Benediktendistel.

Beschreibung der Pflanze: Distelartiges Kraut aus der Familie der Korbblütler (Compositae), das 20 bis 50 Zentimeter hoch werden kann. Die Blätter sind eingebuchtet, lanzettförmig und haben kleine Stachelspitzen. Die Blüte ist gelb und von Blättern umhüllt.

Verwendung bei der heiligen Hildegard von Bingen: Wie P. Fels berichtet, reiht die Heilige das Benediktenkraut unter die »liebefördernden Pflanzen« ein.

Geschichte: Die Mönche des heiligen Benedikt – jenes Ordens, dem auch die heilige Hildegard angehörte – haben die ursprünglich nur im südlichen Europa verbreitete Distel über die Alpen gebracht. Im Mittelalter glaubte man, im Benediktenkraut die heilkräftigen Acarna des Theophrastus Bombastus von Hohenheim, genannt Paracelsus, zu erkennen. Besonders auf die Empfehlung von Arnaldus Villanovanus (Arnaldo Bachuone), eines in Villanova in Katalonien im Jahr 1238 geborenen italienischen Alchimisten und Mediziners und späteren Professors der berühmten Schule von Montpellier, wurde die Pflanze voll in den Arzneischatz eingeführt. Man verwendete sie dann zur Behandlung einer Vielzahl von Krankheiten. »... ein führtrefflich bewert Kraut wider die Pestilenz und Gift, innerlich und äußerlich ...«, heißt es zum Beispiel in einem alten Kräuterbuch. In ihrer Heimat ist die Pflanze verwildert, in Mitteleuropa – selbst in Norwegen – wurde sie häufig in Gärten gezogen. Später galt sie als Mittel gegen Magen- und Darmverstimmung, Übelkeit, Sodbrennen usw.

Verwendete Pflanzenteile: Das gesamte Kraut, das am besten kurz vor der Blütezeit gesammelt wird, und der Wurzelstock.

Bekannte Wirkstoffe: Schon 1837 entdeckten Forscher den kristallisierbaren Bitterstoff Cnicin, dessen genaue Struktur jedoch erst in den 50er Jahren unseres Jahrhunderts erforscht werden konnte. Außerdem enthält die Pflanze ätherische Öle (Anteil etwa 0,3 Prozent).

Wissenschaftlich nachgewiesene Wirkung: Das Bittermittel Cnicin erhöht auf reflektorischem Weg (durch die Anregung der Geschmacksnerven im Mund) oder durch die Berührung mit den Schleimhäuten die Speichel- und Magensaftproduktion und wirkt deshalb als Appetitanreger (Amarum).

Verwendung in der modernen Pharmaindustrie: Wirkstoffe des Benediktenkrauts sind Bestandteile von Tropfen oder Dragees, die bei Magen- und Darmverstimmung (Dyspepsie) verordnet werden – meist kombiniert mit gallewirksamen und krampflösenden Präparaten. Erwachsene mit Appetitstörungen werden ebenso damit behandelt. Cnicin aus dem Benediktenkraut ist außerdem Bestandteil vieler Kräuterliköre.

Heute mögliche Anwendung der Hildegardrezepte: Getrocknetes Kraut wird überbrüht, die Flüssigkeit dann als Tee bei Magenverstimmungen, Verdauungsbeschwerden u. a. getrunken.

Beschaffung des Heilmittels: Der Fachhandel liefert getrocknetes Kraut.

Zubereitung: Etwa einen Teelöffel getrocknetes Kraut pro Tasse verwenden. Es gibt jedoch keinen Hinweis dafür, daß das Kraut – wie in manchen Kräuterbüchern zu lesen ist – auch bei Asthma, Gicht usw. helfen kann.

Bezeichnung im pharmazeutischen Fachhandel: Gei urbani (Caryophylatae) herba (für das Kraut) und Gei urbani (Caryophyllatae) radix (für die Wurzel).

Betonie

liefert einen Erkältungs- und Magentee

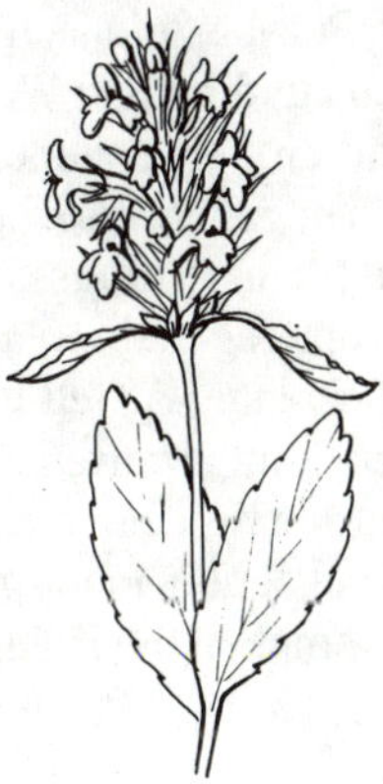

Betonica officinalis L.

Andere Bezeichnungen: Stachys (Betonica) officinalis, Heilziest, Feuerkraut, Pfaffenwedel, Rote Betonie, Roter Ehrenpreis.

Beschreibung der Pflanze: Gehört zur Gattung der Lippenblütler (Labiatae). 200 Arten sind bekannt. Die Betonie hat gekerbte Blätter an einem bis zu 40 Zentimeter hohen Stiel. Wie einer ihrer Bezeichnungen schon sagt, blühen die Blüten rot.

Verwendung bei der heiligen Hildegard von Bingen: Die verschiedenen Betonien-Rezepte, die sich bei der heiligen Hildegard finden, weisen auf die hohe Wertschätzung hin, die diese Pflanze in früheren Zeiten genoß. Nach einem wird Betonienkraut in Wein gegeben, bis »dieser den Geschmack annimmt«. Frauen mit Menstruationsstörungen sollen davon trinken. In einem Rezept gegen die Wassersucht wird Betonienkraut mit Liebstöckel und Aalfett in Wein gekocht. Das ganze wird nach einem komplizierten Rezept mit einem Pulver vermischt, das aus den Kniegelenken, dem Herz und den Klauen eines in Ysop gekochten Pfaus gewonnen wird. Auch für die Tierheilkunde empfahl die Heilige Präparate aus der Betonie.

Geschichte: Wie schon erwähnt, sagte man dieser Blume früher Heilwirkung gegen zahlreiche Krankheiten nach. Ein Kräuterbuch aus der Zeit des Kaiser Augustus empfiehlt die Pflanze gegen nicht weniger als 47 Beschwerden. Nach der Zeit der heiligen Hildegard von Bingen wurde das Kraut bei Blähungen, Nieren- und Blasenleiden und die Wurzel als Brech- und Abführmittel benutzt.

Verwendete Pflanzenteile: Blätter und Wurzeln.

Bekannte Wirkstoffe: Gerbstoffe, Bitterstoffe und andere Inhaltsstoffe (Stachydrin).

Wissenschaftlich nachgewiesene Wirkung: Die in der Betonie enthaltenen Gerbstoffe hemmen die Entzündungen der Schleimhäute. Sie können deshalb kleinere Blutungen stillen und zum Beispiel bei Halsentzündungen sowie Magen- und Darmentzündungen helfen.

Verwendung in der modernen Pharmaindustrie: Die Pflanze spielt heute keine Rolle mehr. Irmgard Müller sagt jedoch: »Als wirksames Adstringens (gegen Haut- und Schleimhautreizungen wirksames Mittel) und als Antidiarrhoikum (Mittel gegen Durchfälle) ist sie zu Unrecht aus dem offizinellen Arzneischatz verschwunden.« Homöopathische Präparate werden aber aus den Blüten hergestellt und gegen »übermäßige Schweißabsonderung« und bei Asthma verordnet.

Heute mögliche Anwendung der Hildegardrezepte: Tee aus den Blättern der Betonie wird bei Erkältungen, Sodbrennen und Durchfall empfohlen.

Beschaffung des Heilmittels: Getrocknete Blätter liefert der Vegetabilienhandel.

Zubereitung: Ein Löffel pro Tasse mit heißem Wasser übergießen und ziehen lassen.

Bezeichnung im pharmazeutischen Fachhandel: Betonicae herba.

Bibernelle

Ihre Wurzeln liefern einen Erkältungs- und Magen-Darm-Tee

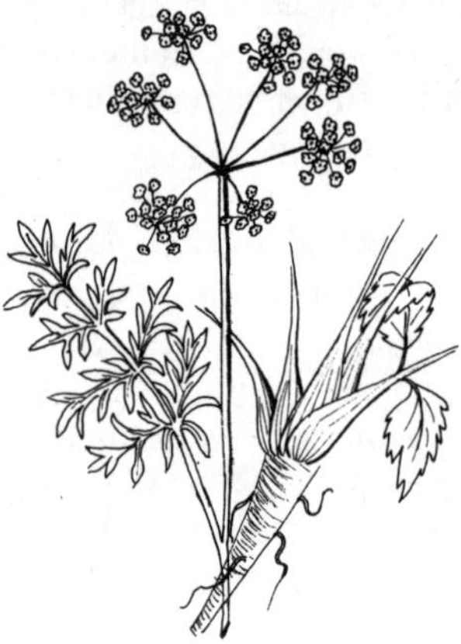

Pimpinella saxifraga L.,
die größere Art heißt Pimpinella maior (L.) Hudson.

Andere Bezeichnungen: Bimbernell, Kleine Bibernelle (bzw. Große Bibernelle für die zweite Art), Steinbibernelle, Bockspetersilie.

Beschreibung der Pflanze: Die kleinere Art wird 50 Zentimeter, die größere 100 Zentimeter hoch. Beide gehören zur Familie der Doldenblütler (Umbelliferae). Die länglichen, gezahnten Blätter befinden sich an einer gemeinsamen Blattspindel. Die Pflanze hat kleine, rote oder weiße Blüten. Für die Medizin spielt vorwiegend der gelbe Wurzelstock eine Rolle. Die Blätter kann man jedoch als Beilage zu Salaten oder Saucen verwenden. Die Wurzeln erinnern an den Geruch eines Ziegenbocks, daher »Bockspetersilie«.

Verwendung bei der heiligen Hildegard von Bingen: Bibernellsaft wird mit Extrakten der Osterluzei sowie der Wolfsmilch und des Ingwers in kleine, aus Weizenmehl hergestellte Kuchen eingemischt und »in der Sonne oder im schon beinahe abgekühlten Backofen« getrocknet. Bei Verdauungsbeschwerden »bringt dic Wärme der langen Osterluzei, die ziemlich stark und ziemlich scharf ist, durch die Kälte des Bibernells gemildert, die schlechten Säfte im Menschen in Bewegung ...« Andere kleine Kuchen, aus Bibernell, Kümmel, Pfeffer und Weizenmehl gebacken, helfen gegen Erbrechen.

Geschichte: Die Bibernelle wird etwa seit dem achten Jahrhundert als Heilpflanze angewendet. Sie gehörte zu den geheimnisvollen Zauberpflanzen, die Menschen der Sage nach von Feen oder ähnlichen überirdischen Wesen gegen Krankheiten empfohlen wurden. So gaben zum Beispiel nach einem Märchen aus dem oberfränkischen Staffelbach geheimnisvolle Geister, die Holzfräulein genannt wurden, den dortigen, durch die Pest bedrohten Bewohnern den Rat:

»Eßt Bibernellen und Baldrian,
So geht Euch die Pest nicht an.«

In der Nähe von Staffelstein erschienen dagegen die »Querkelen« (das sind der Sage nach Geister, die sich von den Menschen ernähren lassen) und verrieten eine Kreislaufmedizin:

»Eßt Steinobst und Bibernellen,
so wird Euch das Herz nicht geschwellen.«

In vielen Landschaften gibt es ähnliche Märchen über diese einst geschätzte Heilpflanze. Auch bei Gicht und Vergiftungen wandte man Extrakte aus ihr an.

Verwendete Pflanzenteile: Vorwiegend die Wurzel (Pimpinellae radix), die im Herbst oder im Frühjahr ausgegraben wird.

Bekannte Wirkstoffe: Ätherische Öle, Gerbstoffe, Cumarine wie Pimpinellin.

Wissenschaftlich nachgewiesene Wirkung: Leicht harntreibend, auswurffördernd bei Husten und Verschleimung. Möglicher Einfluß auf die Menstruation.

Verwendung in der modernen Pharmaindustrie: Bestandteil von Medikamenten bei Erkältung, Regelstörungen u. a.

Heute mögliche Anwendung der Hildegardrezepte: Tee wird bei Erkältungen, aber auch bei Magen-Darm-Problemen empfohlen.

Beschaffung des Heilmittels: Der Fachhandel bietet Bibernellwurzeln im ganzen, geteilt oder pulverisiert an, ebenso getrocknete Blätter.

Zubereitung: Ein bis zwei Teelöffel getrocknete Wurzeln oder Blätter – je nach Geschmack – mit einer Tasse heißem Wasser aufgießen und ziehen lassen. Man kann auch einen Teil Bibernellwurzelpulver mit mehreren Teilen Honig vermischen und essen.

Bezeichnung im pharmazeutischen Fachhandel: Pimpinellae saxifragae radix sowie Pimpinellae (magnae majoris) radix.

Birke

»entwässert« den Körper
Nicht bei eingeschränkter Herz- und Nierentätigkeit verwenden! Kann zu Wasseransammlungen (Ödemen) führen.

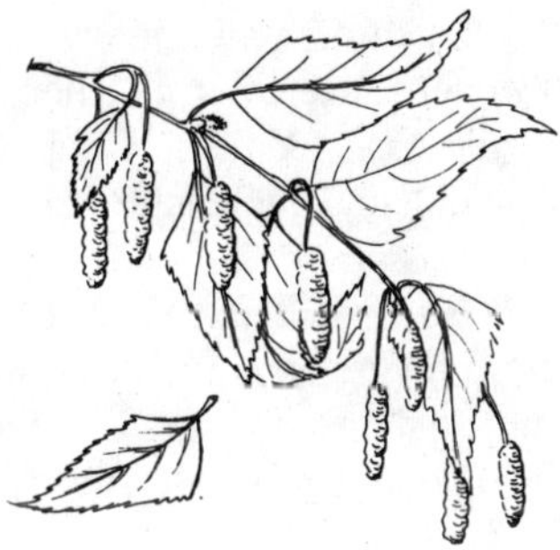

Betula pubescens Ehrh. (für Moorbirke)
und Betula pendula Roth
(für Hänge- oder Weißbirke).

Andere Bezeichnungen: Stein-, Winter-, Maser-, Harzbirke, Maienbaum, nordische Birke, Betula alba (alles für die Weißbirke).

Beschreibung der Pflanze: Beide Baumarten, deren Blätter und andere Bestandteile für medizinische Zwecke gleichermaßen verwendet werden, gehören zu den Birkengewächsen (Betulaceae). Die Moorbirke wächst oft eher strauchartig, mit nur schwach weißem Stamm. Ihre Blätter sind ei- bis herzförmig, gezahnt. Der Baum wächst sehr langsam und findet sich in den Gebirgen im Norden Europas, aber auch in den Ebenen. Die Weißbirke oder Hängebirke wird bis zu 18 Meterhoch und ist im Norden Europas, in Mitteleuropa, aber auch im nördlichen Asien heimisch. Von ihrem Stamm lösen sich die typischen weißen Rindenteile. Es gibt noch 40 weitere Arten. Zur gleichen Pflanzenfamilie gehört übrigens die Erle (Alnus). Hasel (Corylus) sowie Hainbuche (Carpinus) sind auch nahe Verwandte.

Verwendung bei der heiligen Hildegard von Bingen: Birkenrinde wird benötigt, wenn gegen eine Anzahl von Krankheiten (Kopfschmerzen, Rückenschmerzen, Eingeweideschmerzen) sogenannte »Brennkegel« gesetzt werden. Diese Heiltechnik ist heute noch in Ostasien üblich und wird bei uns an Naturheilschulen wieder gelehrt. Dabei wird ein pflanzlicher Stoff, der meist auf einer Unterlage liegt, auf der Haut des Patienten abgebrannt. In vielen Büchern heißt es, die »Reise-Ärzte« der niederländischen Vereinigten Ostindischen Kompanie hätten im 17. Jahrhundert die Technik des »Krauts zum Brennen« nach Europa gebracht, die auch Moxa, Moxabustion oder Moxibustion genannt wird. Die heilige Hildegard verfaßte jedoch schon 500 Jahre früher ein größeres Kapitel mit der Überschrift »Von den Brennkegeln«.
»Das Anbringen eines Brennkegels ist zu jeder Zeit gut und nützlich, weil es, mit Vorsicht ausgeführt, die unter der Haut befindlichen Säfte und Schleime vermindert und den Körpern Gesundheit bringt.« Nicht nur zur Vorbeugung wurde

diese Behandlungstechnik ausgeführt. Ähnlich wie die alten Chinesen kannte Hildegard eine Reihe von Punkten, die möglicherweise auf reflektorischem Weg bei bestimmten Beschwerden »gebrannt« wurden. »Wer Schmerzen in den Eingeweiden hat, soll an der Grenze zwischen Darmbein und Rücken gebrannt werden.« Wer jedoch so einen Brennkegel setzt, soll »ein Tuch aus Hanf nehmen, dasselbe drei- bis viermal in Wachs eintauchen und darauf Birkenrinde legen«. Dies kam dann auf die durch den Brennkegel entstandene Wunde. So würden nur die schädlichen Stoffe aus dem Körper gezogen und Blut zurückgehalten.

Geschichte: Weder die Römer noch die heilkundigen Griechen kannten die Birke ursprünglich. Sie ist ein Baum des Nordens und Mitteleuropas. Unzählige geheimnisvolle Geschichten sind mit ihr verbunden. Die Hexen sollen sich auf Besen aus Birkenreisern bewegt haben. In prähistorischer Zeit fertigte man aus ihrem Holz schutzbringende Amulette. Aus den großen Saftmengen, die aus angebohrten älteren Bäumen flossen, mischten sich die Germanen einen »Schönheits- und Stärketrank«. Er ist so zuckerreich, daß später daraus Birkenwein gewonnen wurde.
Weil der Saft im Frühjahr so gewaltig in den Stamm schoß, unterstellte man, daß er – getrunken – einem Mann die verlorene Sexualkraft wiederbringen und eine Frau fruchtbar machen müsse. Innerlich und äußerlich wurde schon in Vorzeiten Birkenwasser angewandt, um verlorengegangene Haare wieder sprießen zu lassen.
Fälschlicherweise unterstellten frühere Ärzte dem Birkenteer, der aus Birkenrinde, Wurzeln und Zweigen gewonnen wurde, auch eine Heilwirkung bei Gonorrhöe (Tripper).

Verwendete Pflanzenteile: Blätter, die spätestens ein bis zwei Monate nach dem Austreiben gesammelt werden, Blattknospen, Rinden sowie der Saft aus dem Stamm.

Bekannte Wirkstoffe: Blätter, aber auch die Knospen, enthalten verschiedene Flavone, Saponine, Harze und Gerbstoffe, die zum Teil noch gar nicht erforscht sind, sowie im geringen Maß auch ätherische Öle.

Wissenschaftlich nachgewiesene Wirkung: Nachgewiesen wurde vor allem die harntreibende Eigenschaft von Präparaten aus Birkenblättern. Aus Rinde und Holz gewonnener Teer wird auch bei eitrigen Hautausschlägen verwendet.

Verwendung in der modernen Pharmaindustrie: Mit anderen Naturstoffen (Wacholderbeeren usw.) gemischt, werden Wirkstoffe der Birkenblätter bei Medikamenten zur Behandlung von Entzündungen und Reizzuständen der ableitenden Harnwege und der Harnblase angewandt. Als sogenannte Standardzulassung bekamen Birkenblätter in der Darreichungsform Tee die Zulassungsnummer 8399.99.99.

Heute mögliche Anwendung der Hildegardrezepte: Innerlich: Teeaufguß als »Entwässerungstherapie« (etwa bei »geschwollenen Beinen«) sowie bei der Behandlung von Erkrankungen, bei denen eine erhöhte Harnbildung erwünscht ist (etwa »Bakteriurie«, das heißt, wenn sich Bakterien im Harn befinden), oder bei Harngrieß sowie zur Vorbeugung von Harnsteinen. Drei- bis viermal täglich wird eine Tasse frisch zubereiteter Tee zwischen den Mahlzeiten getrunken. Äußerlich: Abkochungen von den Blättern als Badezusatz, für Fußbäder bei Fußschweiß.

Beschaffung des Heilmittels: Apotheken und Kräuterhandlungen. Die Droge gibt es offen oder auch im Teeaufgußbeutel. Birkenblätter müssen vor Licht und Feuchtigkeit geschützt aufbewahrt werden.

Zubereitung: Für den Teeaufguß nimmt man ein bis zwei Eßlöffel (etwa fünf bis zehn Gramm) frische oder getrocknete Birkenblätter pro Tasse und übergießt sie mit etwa 150 Milliliter heißem Wasser. Zehn Minuten ziehen lassen und dann durch ein Teesieb seihen. Der Birkensaft kann eßlöffelweise eingenommen werden. Und hier noch das Rezept für die äußerliche Anwendung: Birkensaft mit 25 Prozent Alkohol vermischt, ergibt ein Birkenhaarwasser, das bei Schuppen und angeblich auch bei Haarausfall helfen soll. Als Zusatz für ein Vollbad muß man etwa einen Teller voll getrockneter oder frischer Birkenblätter abkochen, abseihen und dem Wasser zugeben.

Bezeichnung im pharmazeutischen Fachhandel: Gehandelt werden die Blätter (Betulae folium), ganz oder auch pulverisiert, sowie ganze oder zerkleinerte Rindenstücke (Betulae cortex).

Bockshornklee

Sein Samen ist ein Kräftigungsmittel

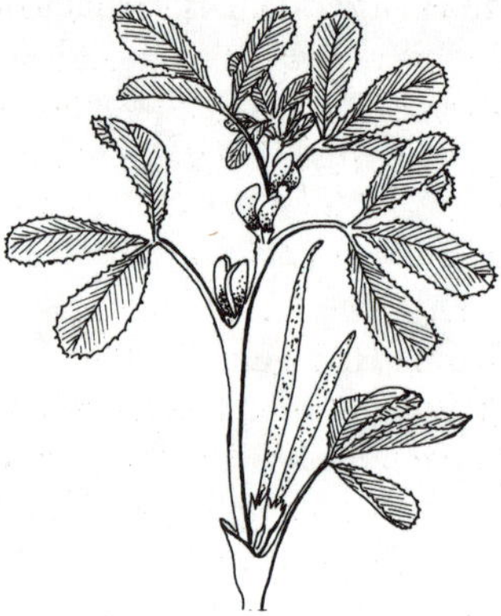

Trigonella foenum graecum L.

Andere Bezeichnungen: Griechisches Heu, Bisamklee, Schabzigerklee.

Beschreibung der Pflanze: 30 bis 50 Zentimeter hoch, zur Familie der Schmetterlingsblütler (Fabaceae) gehörig. Die kleinen Blättchen sind länglich-keilförmig, die Blüten blaßgelb. Aus ihnen entwickeln sich die Hülsenfrüchte, die bei der Ernte herausgedroschen werden müssen.

Verwendung bei der heiligen Hildegard von Bingen: Die Heilpflanze taucht in ihren medizinischen Schriften oft auf. So wurden von einem »weißen Fleck« betroffene Augen – womit die Heilige sicher eine narbige Bindehautentzündung meint – durch Auflegen von Bockshornklee nachbehandelt. Bei »Herzweh« verwendete man den Saft der Pflanze für kleine Kuchen, die man in der Sonne trocknen und nach dem Frühstück essen sollte. Weitere Bestandteile dieses Heilmittels sind Galgant, Pfeffer, Pfefferkraut. Als Akuthilfe bei »ersten Schmerzen« empfiehlt Hildegard ein Pulver aus Bockshornklee, Römischem Kümmel und Pfeffer, das mit Brot zu kauen war. Bei Schwellungen des Hodensacks war eine Paste aus Bockshornklee, etwas Fenchel und Kuhbutter anzufertigen und dem Mann auf die kranke Stelle zu legen. »Das zieht die schlechten Säfte des Schmerzes an den männlichen Geschlechtsteilen aus.« Ein anderes Rezept verspricht eine »Reinigung von Speichel und Schleim« durch den Saft von Bockshornklee, vermischt mit Saft des Storchschnabelkrauts und des Odermennigs.

Geschichte: Schon die Chinesen, die Ägypter und die griechischen Ärzte kannten Bockshornklee. Seine Samen und Blätter aß man geröstet als Arzneimittel. Karl der Große wollte ihn in Deutschland in großem Stil anbauen lassen. Bis ins vorige Jahrhundert hinein bildete ein äußerst nahrhaftes Gericht aus Bockshornkleekörnern und Milch die Lieblingsspeise orientalischer Haremsdamen: Sie wollten damit möglichst schnell zunehmen.

Verwendete Pflanzenteile: Heute ausschließlich die Samen.

Bekannte Wirkstoffe: Öl, hoher Anteil an Schleim, Bitterstoffen, Saponinen und etwas ätherischem Öl in den Samen.

Wissenschaftlich nachgewiesene Wirkung: Reizlinderung bei Bronchitis und Husten. Die gewebefreundliche Wirkung des hohen Schleimanteils wird auch genützt, um Furunkel oder Drüsenschwellungen zu behandeln. Das Pulver der Bockshornkleesamen wird dabei für Umschläge verwendet.

Verwendung in der modernen Pharmaindustrie: Die Wirkstoffe des Bockshornklees sind Bestandteile von Hustenmitteln und Medikamenten zur »Entgiftung«, Aktivierung des Körpers und Leistungssteigerung.

Heute mögliche Anwendung der Hildegardrezepte: Bockshornkleesamen wird auf Geschwüre aufgelegt oder als Kräftigungsmittel gegessen.

Beschaffung des Heilmittels: Der Fachhandel liefert die Samen.

Zubereitung: Zum Auflegen auf Geschwüre füllt man den Bockshornkleesamen in ein Säckchen (am besten aus Leinen), läßt ihn darin zehn Minuten in heißem Wasser aufquellen und legt ihn auf die kranke Stelle. Als Kräftigungsmittel: In Wasser oder Milch kochen.

Bezeichnung im pharmazeutischen Fachhandel: Foenugraeci semen.

Bohnen

unterstützen die Entwässerungstherapie

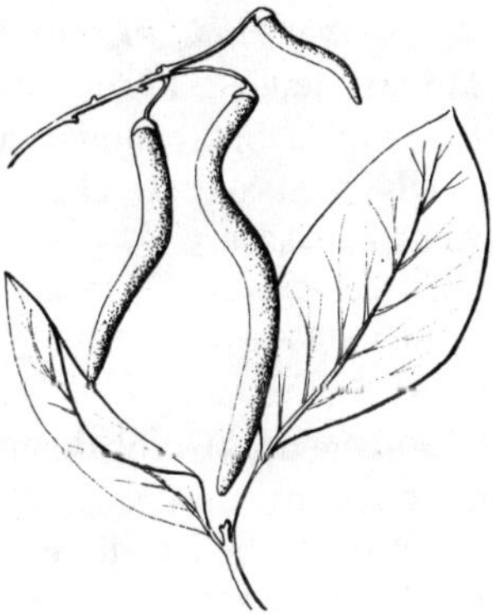

Hildegard von Bingen verwendete Vicia-Arten.
Heute wird als Arzneimittel
jedoch die Phaseolus vulgaris L. eingesetzt.

Andere Bezeichnungen: Für die Vicia-Arten: Acker-, Puff- oder Saubohne, für die Phaseolusvulgaris-Arten: Veits-, Schmink-, Bitsbohne, Fasohle, oder nach den Rassen: Gemeine Stangen-, Lauf-, Steig-, Speck-, Eier-, Kugel-, Perl-, Neger-, Zwerg-, Zucker- oder Frühbohne.

Beschreibung der Pflanze: Sich meist windende Pflanze aus der Familie der Schmetterlingsblütler (Papilionaceae) mit dreizähnigen Blättern sowie Blütentrauben mit weißen oder rötlichen Blüten, aus denen sich Hülsen entwickeln, die später eiförmige Samen enthalten.

Verwendung bei der heiligen Hildegard von Bingen: Bohnenmehl (wie erwähnt aus den Vicia-Arten stammend) wurde zum Beispiel für kleine Kuchen benötigt, die noch Ingwerpulver sowie Ringelblumensaft enthielten und bei Verdauungsstörungen zu essen waren.

Geschichte: Die von Hildegard verwendete Ackerbohne ist eine aus Südostasien stammende uralte Kulturpflanze. Die Ägypter nahmen sie ebenso als Grabbeigabe wie die Germanen. Bei den Römern waren schwarze Bohnen ein Mittel, die Lemuren (Seelen der Verstorbenen, die als tückische, nächtliche Gespenster herumgeistern) zu bannen. Die heute verwendete Phaseolusvulgaris-L.-Art kam erst im 16. Jahrhundert aus Amerika nach Europa. Interessanterweise verwendeten sie Indianer in Peru und Nordamerika ebenfalls als Grabbeigabe. Bohnenmehl, wie es Hildegard von Bingen benutzte, war bis in unser Jahrhundert hinein ein wichtiges Nahrungsmittel und wurde gelegentlich auch dem Brotmehl beigemischt.

Verwendete Pflanzenteile: Heute nur die Hülse (Schote) ohne Samen.

Bekannte Wirkstoffe: Die Harnbildung fördernde Inhaltsstoffe. Alle Phaseolus-Arten enthalten ferner Lektine.

Wissenschaftlich nachgewiesene Wirkung: Fördert die Harnbildung.

Verwendung in der modernen Pharmaindustrie: Wenig üblich.

Heute mögliche Anwendung der Hildegardrezepte: Tee zur Unterstützung der Entwässerungstherapie bei allen Beschwerden, bei denen eine erhöhte Harnbildung nützlich ist. Man verwendet dabei nur die samenfreie Gartenbohnenhülse. Empfohlen wird, zwei- bis dreimal täglich eine Tasse »zwischen den Mahlzeiten« zu trinken.

Beschaffung des Heilmittels: Leicht im Garten zu ziehen. Getrocknete Bohnenhülsen ohne Samen liefern Apotheken und Kräuterhandlungen.

Zubereitung: Etwa einen Eßlöffel mit fünf bis sieben Gramm samenfreien Gartenbohnenhülsen in 150 Milliliter Wasser aufkochen, 15 Minuten ziehen lassen, abseihen und zwischen den Mahlzeiten trinken.

Bezeichnung im pharmazeutischen Fachhandel: Phaseoli sine semine DAC fructus.

Brennessel

fördert die Harnbildung.
Nicht bei Wasseransammlungen (Ödemen) als Folge eingeschränkter Herztätigkeit anwenden

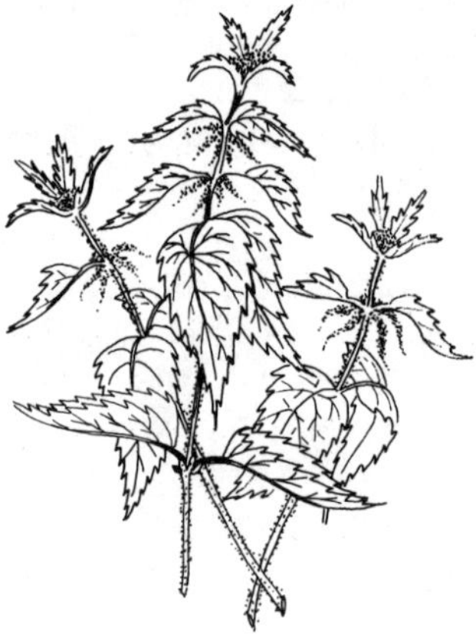

Urtica urens (Kleine Brennessel), Urtica dioica (Große Brennessel).

Andere Bezeichnungen: Tausendnessel, Dornennessel, Hanfnessel, Sengnessel, Saunessel, Nettel.

Beschreibung der Pflanze: Sie gehört zur Familie der Nesselgewächse (Urticaceae). Die kleine Art wird 30 bis 60 Zentimeter, die große 60 bis 150 Zentimeter hoch. Die Pflanzen haben gezahnte, mit Brennhaaren besetzte Blätter. In den unscheinbar aussehenden Blüten entwickeln sich kleine, einsamige Hülsenfrüchte. Die Brennhaare besitzen eine kopfähnliche Spitze. Sie bricht bei der Berührung leicht ab und ritzt die Haut, in die dann der brennende Saft der Brennesselzellen fließt.

Verwendung bei der heiligen Hildegard von Bingen: Gekochte Brennesseln wurden bei Lähmungserscheinungen verordnet. Gegen Lungenschmerzen empfahl die Heilige, Brennessel mit Liebstöckel und Dill in gutem Wein zu kochen und nüchtern sowie auch nach dem Frühstück zu trinken. Weiters wird die Pflanze als Wurmmittel und als Tierheilmittel (beim »rheumatischen Fluß« bei Pferden) erwählt.

Geschichte: Die Brennessel gehört zu den ganz alten Heil- und Gemüsepflanzen. Hippokrates empfahl die Pflanze zur »Leib- und Blutreinigung«. Altem Aberglauben nach sollte sie zugleich vor Hexen schützen. Selbst als Mittel zur Steigerung der Liebesfähigkeit hat man die Pflanze gegessen. Urtikation wurde das Peitschen gelähmter oder rheumatischer Glieder genannt. Nach dem Prinzip »Heile Gleiches mit Gleichem« bekamen alle Kranken, die einen brennenden Schmerz verspürten, Brennesseln verordnet.

Verwendete Pflanzenteile: Das gesamte Kraut, Blätter, Wurzeln, Samen.

Bekannte Wirkstoffe: Vitamine (A und C), Mineralstoffe, Gerbsäure. Die Brennhärchen enthalten – wie stechende

Insekten – Histamin. Das ist ein in der Natur weitverbreiteter Stoff, der auf Kreislauf, glatte Muskulatur und Drüsen mit äußerer Sekretion (z. B. Magensäure) wirkt und auch in den Mastzellen des Körpers gespeichert wird. Diese Substanz zählt zu den Gewebshormonen. Bei allergischen Reaktionen setzt der Körper Histamin frei.

Wissenschaftlich nachgewiesene Wirkung: blutdrucksenkend, harntreibend.

Verwendung in der modernen Pharmaindustrie: Spielt kaum eine Rolle. Als sogenannte Standardzulassung bekam Brennnesselkraut in der Darreichungsform Tee die Zulassungsnummer 8599.99.99.

Heute mögliche Anwendung der Hildegardrezepte: Teeaufgüsse vor allem als harntreibendes Mittel und zur Unterstützung von Behandlungen von Beschwerden beim Wasserlassen. Wenn der Arzt nichts anderes verordnet, täglich drei- bis viermal eine Tasse frisch bereiteten Tee trinken. Blutdrucksenkung istwegen der individuell unterschiedlichen Dosierung schwieriger zu erreichen und sollte dem Arzt überlassen bleiben. Selbst die früher Urtikation genannte Behandlung, das Auspeitschen von Gliedern, ist bei Kennern alter Hausmittel durchaus noch üblich.

Beschaffung des Heilmittels: Zu kaufen sind Brennesselblätter (Urticae folium) getrocknet oder pulverisiert, Brennesselwurzeln (Urticae radix) und Brennesselsamen (Urticae semen). Wer selbst sammelt, holt die Blätter im Frühjahr, die Wurzeln im Herbst. Darüber hinaus gibt es gebrauchsfertige Teeaufgußbeutel. Die Droge ist licht- und feuchtigkeitsempfindlich.

Zubereitung: Entweder ein Teeaufgußbeutel oder drei bis vier Teelöffel trockenes Kraut (vier Gramm) für eine Tasse nehmen und mit ca. 150 Milliliter heißem Wasser übergießen. Zehn Minuten ziehen lassen und dann durch ein Teesieb seihen.

Bezeichnung im pharmazeutischen Fachhandel: Brennesselblätter (Urticae folium), getrocknet oder pulverisiert, Brennesselwurzeln (Urticae radix) und Brennesselsamen (Urticae semen).

Brombeere

Auch ihre Blätter können helfen

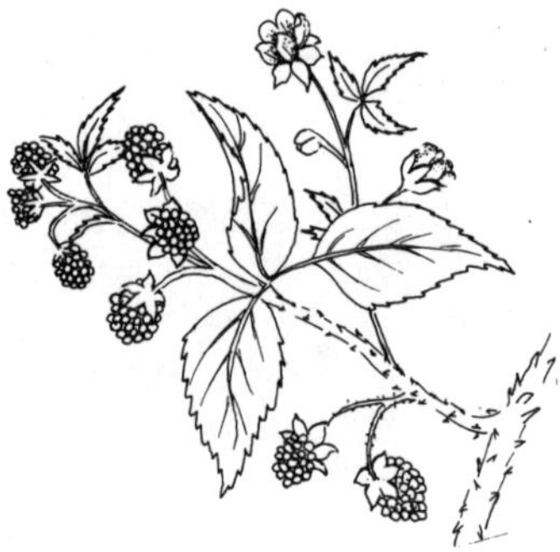

Rubus fructicosus

Andere Bezeichnungen: Braubeere, Katzenbeere, Hirschballen, Kratzbeere, Frombeere, Bramel.

Beschreibung der Pflanze: Rankender, stacheliger Strauch aus der Familie der Rosengewächse (Rosaceae) mit vielen Unterarten, allein in Mitteleuropa rund 1 500. Einige haben kurze Blütenzweige an kriechenden Stengeln, andere treiben aufrechte Stengel. Die Pflanze hat hakige Stacheln. Die Blätter bestehen aus drei bis fünf Fiederblättchen, die Blüten sind weiß bis rosa. Die in Europa, im Orient und auch in Amerika geschätzten wohlschmeckenden Früchte werden im Reifestadium schwarzrot bis schwarz.

Verwendung bei der heiligen Hildegard von Bingen: Brombeerkraut und andere Kräuter werden in Wein gekocht und als Arznei gegen das »viertägige Fieber« getrunken. Nach einem anderen Rezept soll Saft aus Brombeerkraut und Blutkraut – vermischt mit temperiertem Wein – gegen Blutungen aus dem After helfen. Andere Rezepte betreffen die Behandlung von Erkältungskrankheiten.

Geschichte: Schon in der Antike wurden Brombeeren nicht nur als Nahrungsmittel, sondern auch als Heilmittel verwendet. Im Nibelungenlied wird der Strauch ebenfalls erwähnt.

Verwendete Pflanzenteile: Blätter und Beeren, auch Wurzeln.

Bekannte Wirkstoffe: Die Blätter enthalten den Gerbstoff Gallotannin (etwa 8 Prozent), außerdem ätherische Öle und bestimmte Säuren. Die Beeren sind reich an Vitamin C.

Wissenschaftlich nachgewiesene Wirkung: Die Gerbstoffe wirken zusammenziehend und mildern leichte Blutungen, verlangsamen die Absonderungen von entzündeten Schleimhäuten und Schwellungen. Außerdem wirken Extrakte aus Brombeerblättern leicht stopfend.

Verwendung in der modernen Pharmaindustrie: Spielt kaum eine Rolle. Brombeer-Essenzen werden aber in großem Maß für Schnäpse benötigt. Als sogenannte Standardzulassung bekamen Brombeerblätter in der Darreichungsform Tee die Zulassungsnummer 1449.99.99.

Heute mögliche Anwendung der Hildegardrezepte: Aus getrockneten Blättern wird Tee bereitet. Er kann bei leichten Durchfällen, Zahnfleischblutungen und Erkältungen helfen.

Beschaffung des Heilmittels: Die Pflanze wächst überall in unseren Wäldern und ist auch im Garten leicht zu ziehen. Im Handel erhältlich sind Brombeerblätter ganz oder geschnitten.

Zubereitung: Zwei bis drei Teelöffel Blätter pro Tasse mit heißem Wasser (150 Milliliter) übergießen, etwas ziehen lassen.

Bezeichnung im pharmazeutischen Fachhandel: Rubi fruticosi folium totum (ganze Blätter), Rubi fruticosi concisum (geschnittene Blätter) und Rubi fruticosi fructus (getrocknete Beeren).

Brunnenkresse

Saft kann bei grippalen Infekten helfen.
In großen Mengen nicht für werdende Mütter!

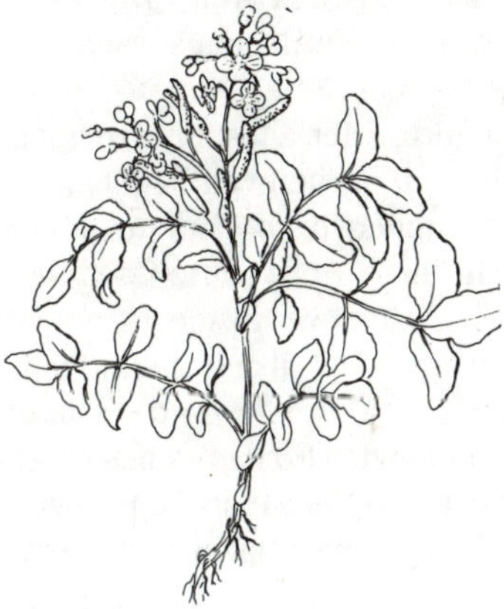

Nasturtium officinale R. Br.

Andere Bezeichnungen: Wasserkresse, Quellenrauke, Gemeine Brunnenkresse, Bachkresse, Wassersenf, Kersche.

Beschreibung der Pflanze: Die zwischen zehn und 40 Zentimeter hohen Pflanzen gehören zu den Kreuzblütlern (Cruciferae). An einer Blattspindel befinden sich drei bis sieben Blätter. Die Brunnenkresse blüht weiß und wächst in Quellen, Bächen, Gräben und am Rand von Teichen. Das Kraut ist auf der ganzen Welt verbreitet.

Verwendung bei der heiligen Hildegard von Bingen: Wird als Mittel bei Fieber und Verdauungsbeschwerden empfohlen.

Geschichte: Gehört zu den ältesten Arzneipflanzen und findet sich bereits in den Werken von Pedanios Dioskurides, der im ersten Jahrhundert nach Christus lebte. Auch Karl der Große empfahl ihren Anbau im »Capitulare de villis« aus dem Jahr 794. Später wurde die Brunnenkresse auch in Deutschland im großen Stil angebaut und hauptsächlich als Salat, aber auch als Mittel gegen die Vitaminmangelkrankheit Skorbut verwendet. So gab es besonders um Erfurt riesige Wasserbeete, in denen man die Pflanzen ziehen konnte. Napoleon besichtigte die Anlagen und war davon so angetan, daß er dieses System in Fontainebleau einführte.

Verwendete Pflanzenteile: Blätter und Triebspitzen.

Bekannte Wirkstoffe: Das Senfölglykosid Glykonasturtiin, von dem man erst 1940 entdeckte, daß es antibiotisch wirkt, ätherische Öle, Bitterstoffe, Vitamine A, C, D und andere Stoffe.

Wissenschaftlich nachgewiesene Wirkung: Das in der Pflanze enthaltene Senföl wirkt gegen verschiedene Bakterien, ohne die Nebenwirkungen der üblichen Antibiotika zu haben. Zugleich fördert es die Durchblutung von Hautbezirken. Die Bitterstoffe regen die Magensaftproduktion und die Darmtätigkeit an.

Verwendung in der modernen Pharmaindustrie: Keine, da ein Kressensenföl enthaltendes Präparat, das bei Nierenbeckenentzündungen, Soorinfektionen des Urogenitalbereichs und Bronchitis helfen kann, aus der Kapuzinerkresse (Tropaeolum maius) hergestellt wird.

Heute mögliche Anwendung der Hildegardrezepte: Saft wird bei leichten Harnwegsinfektionen, Erkältungen, grippalen Infekten sowie bei »Frühjahrsmüdigkeit« angewendet. Empfohlen wird ein Eßlöffel pro Tag. Da die Wirkstoffe erst im Darm freigesetzt werden und dort bei einer Überdosierung eine überstarke Durchblutung der Unterleibsregion auslösen können, wird schwangeren Frauen von der Einnahme des Brunnenkressesafts abgeraten. Ein paar Blätter der Pflanze auf dem Quarkbrot schaden nicht.

Beschaffung des Heilmittels: Leicht im Garten oder auch auf der Fensterbank zu ziehen.

Zubereitung: Die Brunnenkresse wird ausgepreßt.

Bezeichnung im pharmazeutischen Fachhandel: Nasturtii herba (für das getrocknete Kraut).

Chrysantheme

helfen heute gegen ungebetene Gäste

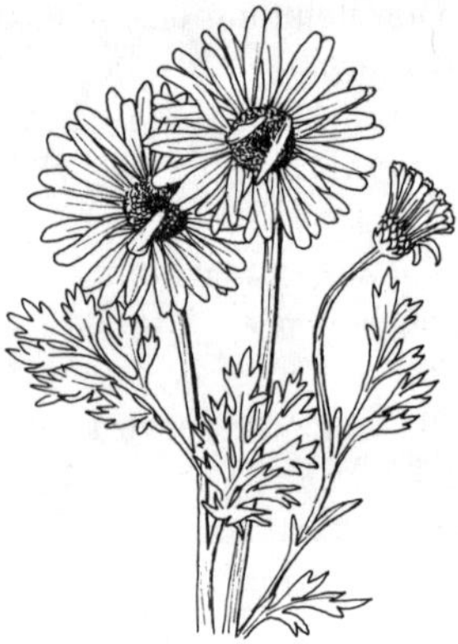

Chrysanthemum vulgare

Andere Bezeichnungen: Mutterkraut (so bei Hildegard genannt), Wurmkraut, Frauenkraut, Milchkraut.

Beschreibung der Pflanze: Blume aus der Familie der Korbblütler (Compositae, Asteraceae) mit einfachen und gefüllten Blüten. Sie kommt in vielen Arten und Farben vor und wird seit Jahrtausenden gezüchtet. Die heilige Hildegard meinte vermutlich die Pflanze »Chrysanthemum vulgare«. Sie hat fiederteilige Blätter.

Verwendung bei der heiligen Hildegard von Bingen: Bei Regelstörungen wird ein Kräuter-Schwitzbad aus Chrysanthemum vulgare, Anis und Königskerze empfohlen.

Geschichte: Seit Urzeiten wird die Pflanze in China gezogen. Sie gelangte im vierten Jahrhundert nach Japan und genießt dort ebenfalls höchste Wertschätzung. Die Blume ziert das Staatswappen. Der höchste Orden heißt »Chrysanthemumorden«. Die Ägypter schmückten ihre Mumien mit Chrysanthemen-Kränzchen. Seit alters werden Chrysanthemen auch für medizinische Zwecke verwendet. In Japan ißt man die Blätter der Blume auch als Salat.

Verwendete Pflanzenteile: getrocknete Blütenkörbe der Art Chrysanthemum cinerariifolium und einiger anderer Arten.

Bekannte Wirkstoffe: Terpenesterverbindungen (Pyrethrine und Cinerine).

Verwendung in der modernen Pharmaindustrie: Die Pyrethrine sind für Insekten ein tödlich wirkendes Nervengift. Der Extrakt aus der Chrysantheme ist deshalb Bestandteil von Mitteln gegen Kopf-, Filz- und Kleiderläuse sowie ihre Nissen. An der Luft verändert sich Pyrethrin (so heißt der Wirkstoff) jedoch sehr schnell und wird unwirksam. Gegen dieses Mittel entwickelten die Insekten bisher keine Resistenz.

Heute mögliche Anwendung der Hildegardrezepte: Kaum mehr üblich. Chrysanthemen können zu Kontaktallergien führen. Nach einem Bericht auf dem 20. Pharmazeutischen Fortbildungskongreß der Bundesapothekenkammer in Meran (1983) soll jeder vierte Chrysanthemenzüchter in Hamburg (dort wurde untersucht) darunter leiden.

Dill

ist nicht nur ein Gewürz

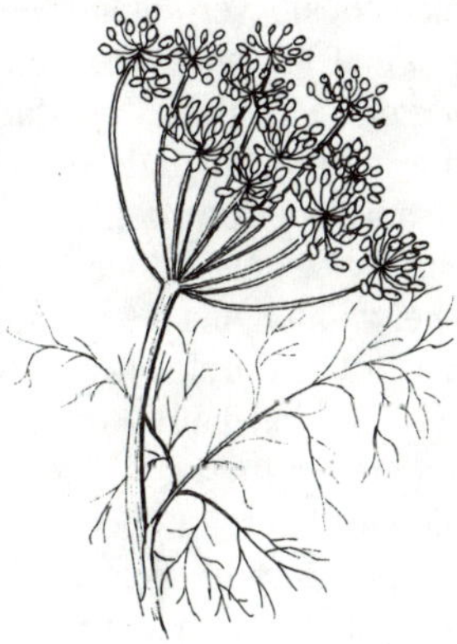

Anethum graveolens L.

Andere Bezeichnungen: Gurkenkraut, Gemeiner oder Gartendill, Kümmerlingskraut, Kapernkraut, Dillfenchel.

Beschreibung der Pflanze: Die zur Familie der Doldengewächse (Umbelliferae, Apiaceae) gehörende Pflanze wird bis zu 1,20 Meter hoch. Typisch sind ein langer, bläulicher Stengel, schmale, glattrandige Blätter sowie die Dolden und Döldchen mit ihren gelben Blüten. Hier entwickeln sich dann die etwa vier Millimeter langen, schmalen Samen.

Verwendung bei der heiligen Hildegard von Bingen: Dill, Brennessel und Liebstöckel werden in Wein gekocht, abgeseiht und die Flüssigkeit, »solange sie ihren Geruch behält«, bei Lungenschmerzen getrunken. Bei starkem Schnupfen schlägt Hildegard vor, »Fenchel und viermal soviel Dill nehmen und auf einen am Feuer erhitzten, steinernen Dachziegel oder einen dünnen Ziegelstein legen, den Fenchel und den Dill hin- und herwenden, bis sie rauchen und dann den Rauch und ihren Geruch durch Nase und Mund in sich aufziehen«. Derselbe Dill soll dann – warm – mit Brot zusammen gegessen werden.
Es gibt in der Hildegard-Literatur aber noch ein Rezept, mit dem »der Mensch Sinnenlust und fleischliches Begehren bei sich zum Erlöschen bringen kann …«; Dill, Bachminze, Lungenwurzel und andere Kräuter werden in Essig eingemacht und dann zu den Mahlzeiten gegeben. »Die Trockenheit und die Kälte des Dill löschen die Wärme des Begehrens aus …«
Außerdem kann Dill kranken Schafen helfen: »Wenn die Schafe anfangen, krank zu werden, nimm Fenchel und Dill, so daß der Fenchel mehr ist wie der Dill, und lege sie in Wasser, damit das Wasser den Geschmack von ihnen annimmt. Gib es den Schafen zu trinken und sie werden besser werden.«

Geschichte: Die Griechen und Ägypter verwendeten Dill gegen Kopfschmerzen. Auch den Indern war er bekannt. Etwa 100 Jahre vor der Geburt Hildegards kam die Pflanze nach Europa.

Verwendete Pflanzenteile: Samen, Triebspitzen, Blätter.

Bekannte Wirkstoffe: Wohlriechende ätherische Öle in allen Pflanzenteilen, Bitterstoffe, Vitamine, Mineralstoffe.

Wissenschaftlich nachgewiesene Wirkung: Das ätherische Öl des Dills regt die Magensaftproduktion an. Es beseitigt Blähungen und wirkt leicht harntreibend.

Verwendung in der modernen Pharmaindustrie: Kaum.

Heute mögliche Anwendung der Hildegardrezepte: Gegen Blähungen und als harntreibendes Mittel, vor allem aber als geschmacksverbesserndes Gewürz.

Beschaffung des Heilmittels: Bei geeignetem Boden leicht im Garten zu ziehen. Dillsamen (und auch getrocknete Blätter) besorgen Apotheken und Kräuterhandlungen.

Zubereitung: Dillsamen mit 150 Milliliter heißem Wasser übergießen, ziehen lassen, abseihen und trinken.

Bezeichnung im pharmazeutischen Fachhandel: Anethi fructus (für Dillsamen), Anethi herba (für das getrocknete Kraut).

Dinkel

Von ihm kann man viel erwarten

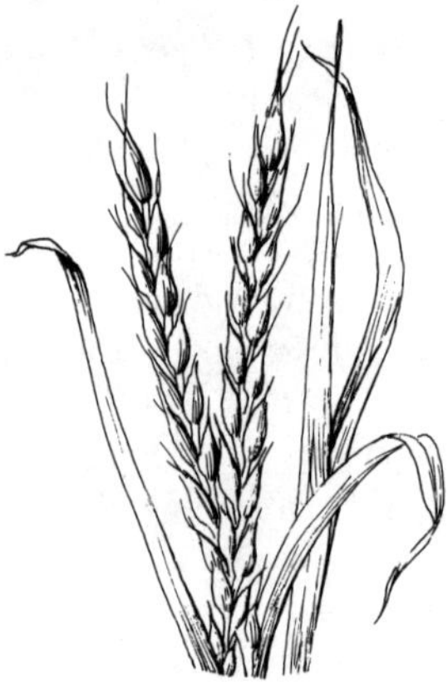

Triticum spelta L.

Andere Bezeichnungen: Spelt, Spelz, Dinkelweizen, Fesen, Schwabenkorn.

Beschreibung der Pflanze: Gehört zur Gattung Weizen (Gramineae). Im Gegensatz zu diesem sind die Spelzen jedoch fest mit dem Korn verwachsen. Beim Dreschen werden nicht die Körner, sondern die von der Spindel abgesprungenen Ährchen (Fesen genannt) freigegeben. Deshalb sind besondere Mahleinrichtungen erforderlich.

Verwendung bei der heiligen Hildegard von Bingen: Dinkel wird als das »beste Korn« bezeichnet, »macht seinem Esser rechtes Fleisch und rechtes Blut, frohen Sinn und freudig menschliches Denken«. Der Hildegard-Arzt Dr. Hertzka machte das Getreide, das wegen der etwas schwierigeren Ernte anfangs keine größere Verbreitung fand, zu einer der Säulen seiner Diät. Und er berichtet über Heilerfolge auch in schwierigen Fällen.

Geschichte: Der Dinkel kam ursprünglich aus Mesopotamien und Persien. Die Griechen haben ihn kultiviert, und die Römer brachten das Getreide dann in unser Land. Vorwiegend in Schwaben und in der Schweiz wird er als Brotfrucht angebaut. Östlich des Lechs wurde Roggen angebaut, westlich davon »Spelz«, wie Dinkel auch heißt. Heute gibt es noch einige »Dinkeldörfer«, die unreife Dinkelkörner ernten und daraus eine »Grünkorn« genannte Suppeneinlage produzieren. Die Gruppe um Dr. Hertzka bevorzugt aber ausgereiften Dinkel, der von Spezialfirmen geliefert werden kann.

Verwendete Pflanzenteile: Körner.

Bekannte Wirkstoffe: Vitamine, Spurenelemente, Fette u. a.

Wissenschaftlich nachgewiesene Wirkung: Liefert Mehl von hohem Backwert. Ist in der Ernährung durch kein anderes Getreide ersetzbar.

Verwendung in der modernen Pharmaindustrie: Keine Bedeutung.

Heute mögliche Amwendung der Hildegardrezepte: Der Bund der Freunde Hildegards hat eine Dinkeldiät eingeführt. Es gibt Dinkelreis, Dinkelkuchen, Dinkelpalatschinken, Dinkelsuppen usw. Viele Gesundheitsprobleme sollen alleine damit gelöst werden – etwa schwierigste Verdauungsprobleme nur mit einer Dinkelreiskur. So heißt es zum Beispiel im St.-Hildegard-Kurier (Nr. 22, 1983): »Von Dinkel kann man gar nicht genug erwarten. Wenn Dinkel nur gesundes Fleisch und gesundes Blut bildet und der Kranke eben nur Dinkel ißt, dann kann auch nur gesundes Fleisch und Blut werden. Dinkel spielt als bestes Grundnahrungsmittel auch in der Diät eine große Rolle. So ist die Dinkelkur die Grundlage für die Behandlung aller Magen- und Darmerkrankungen, der Nierenschonkost und aller Stoffwechselleiden.« Solche Erklärungen werden von außerhalb des Hildegard-Bundes stehenden Medizinern mit Skepsis betrachtet, weil oft schwere, unheilbare Krankheitsbilder genannt werden, die ausschließlich mit der Hildegard-Diät geheilt worden sein sollen.

Beschaffung des Heilmittels: Apotheken (besonders solche, die sich auf »Hildegard-Medizin« spezialisieren) und Kräuterhandlungen.

Zubereitung: Mehl und Getreide in Lebensmitteln wird durch Dinkel und aus ihm gefertigte Produkte ersetzt.

Bezeichnung im pharmazeutischen Fachhandel: Dinkel.

Eibisch

beruhigt die gereizten Schleimhäute im Mund- und Rachenraum sowie im Magen-Darm-Kanal

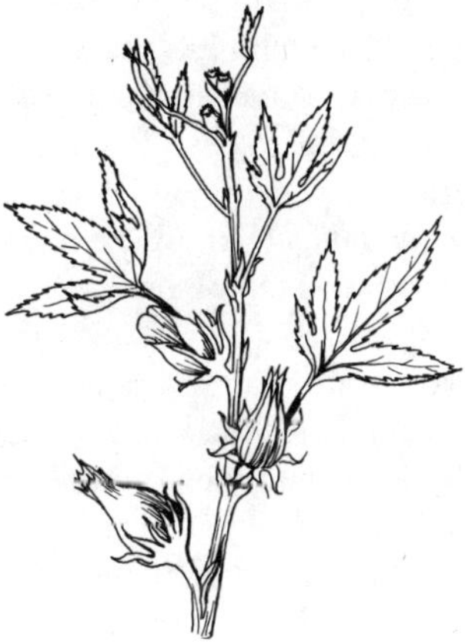

Althaea officinalis L.

Andere Bezeichnungen: Althee, Altheewurzel, Hustenwurz, Hustenkraut, Samtpappel, Heilwurz, Ibisch.

Beschreibung der Pflanze: Der Eibisch gehört zur Familie der Malvengewächse (Malvaceae). Die Pflanze wächst auf feuchtem, auch auf leicht salzigem Boden in Süd- und Mitteleuropa sowie in den gemäßigteren Gebieten von Asien, Nordamerika und Australien. Sie wird etwa 1,25 Meter hoch. Typisch sind ihre weichen, samtartigen Blätter und große, fleischfarbene Blüten. Für die Arzneien werden jedoch die starken Wurzeln der Staude verwendet. Man sammelt sie von zweijährigen Pflanzen im Herbst, wenn ihr Wirkstoffgehalt am höchsten ist. Geschält sehen die Wurzelzweige oder Nebenwurzeln weißgelblich aus.

Verwendung bei der heiligen Hildegard von Bingen: Extrakte werden als Fiebermittel empfohlen.

Geschichte: Eibisch stammt ursprünglich aus Südeuropa. Er wurde schon von den Griechen arzneilich genutzt. Die Mönche brachten ihn über die Alpen. Vor allem in Deutschland (um Nürnberg, Schweinfurt und Jena), aber auch in Frankreich kultivierten Landwirte die Wurzeln. Christoph Wilhelm Hufeland (1762–1836), der Gründer des Poliklinikums der Universität Berlin, verwendete Eibisch bei »allen Stadien von Lungenerkrankungen«. Der »Altheesirup« (Sirupus Althaeae), ein wäßriger Auszug mit Zucker zur Sirupkonsistenz gekocht, wird heute noch zubereitet.

Verwendete Pflanzenteile: Kronblätter, Blätter, die während der Blüte gesammelt und getrocknet werden, sowie vor allem die Wurzeln, die man im Herbst ausgräbt.

Bekannte Wirkstoffe: Im Herbst geerntete Wurzeln enthalten bis zu 15 Prozent Schleimstoffe (während der übrigen Zeit des Jahres beträgt der Anteil nur etwa fünf Prozent), ferner Gerbstoffe, Stärke (37 Prozent), Zucker, Mineralien, Asparagin (Baustein vieler Pflanzeneiweiße, auch im Spargel – Asparagus – enthalten). Der Schleimstoffgehalt der Blätter und Blüten beträgt rund fünf bis zehn Prozent. In diesen Pflanzenteilen finden sich auch ätherische Öle.

Wissenschaftlich nachgewiesene Wirkung: Der hohe Schleimstoffgehalt schützt gegen alle oberflächlichen Reizungen der Schleimhaut (ein »Mucilaginosum«). Eibischextrakte werden deshalb vowiegend als Reizlinderungs- und Schleimlösungsmittel bei Katarrhen der Luftwege, aber auch der Harnwege eingesetzt. Weitere Anwendungsgebiete sind Magen- und Darmentzündungen. Umschläge mit Eibischextrakten sowie Bäder können bei Entzündungen helfen.

Verwendung in der modernen Pharmaindustrie: Bestandteil schleimlösender Arzneimittel – sowohl in Apotheken bereitet als auch als Fertigarzneimittel (Tropfen, Dragees – nicht selten kombiniert mit Wirkstoffen der Kamille, des Walnußbaums, der Schafgarbe u. a.). Bestandteil von Augen-, Gurgel- und Mundwässern. Als sogenannte Standardzulassung bekamen Eibischblätter in der Darreichungsform Tee die Zulassungsnummer 1469.99.99, Eibischwurzeln die Zulassungsnummer 8899.99.99.

Heute mögliche Anwendung der Hildegardrezepte: Eibischtee zur Reizlinderung bei Schleimhautentzündungen im Bereich des Mund- und Rachenraums (Pharyngitis = Entzündung des Schlundes, meist durch Viren verursacht, gelegentlich auch durch Bakterien; Tracheitis = Entzündung der Luftröhre; Bronchitis) sowie im Bereich des Magen-Darm-Kanals (Gastritis = Magenkatarrh; Duodenitis = Entzündung der Schleimhaut des Zwölffingerdarms). Täglich wird – soweit der Arzt nicht anders verordnet – mehrmals eine Tasse dieses Tees getrunken.

Beschaffung des Heilmittels: Apotheken und Kräuterhandlungen. Die Droge ist licht- und feuchtigkeitsempfindlich.

Zubereitung: Kalter Auszug aus den Wurzeln ist als Heilanwendung vorzuziehen; ein Eßlöffel getrocknete Wurzeln – etwa 15 Gramm – in einen Viertelliter kaltes Wasser geben und unter öfterem Umrühren eineinhalb Stunden ziehen lassen. Dann abseihen und trinken. Heißer Tee: Getrocknete Blätter und Blüten mit heißem Wasser übergießen und einige Minuten ziehen lassen.

Bezeichnung im pharmazeutischen Fachhandel: Eibischblüten, Althaeae flos, sind am teuersten; Eibischblätter, Althaeae folium, sowie vor allem die getrocknete Wurzel, Althaeae radix.

Eiche

Ihre Rinde liefert Spüllösungen gegen entzündetes Zahnfleisch, bestimmte Verletzungen am Gesäß – und auch gegen Fußschweiß

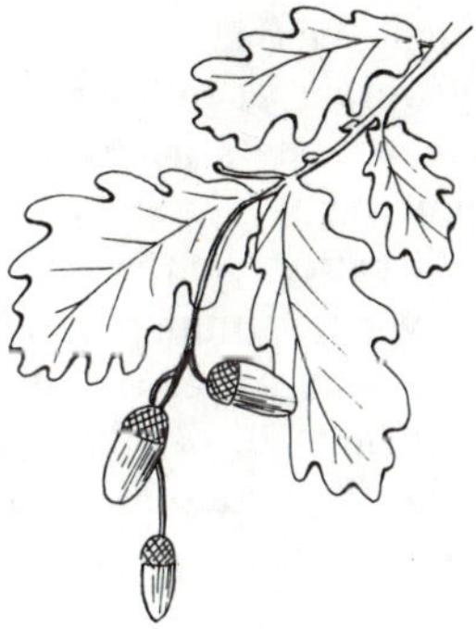

Quercus robur L.

Andere Bezeichnungen: Ferkeleiche, Masteiche, Sommereiche, Stieleiche, Quercus pedunculata, Heister.

Beschreibung der Pflanze: Bis zu 50 Meter hoher Baum aus der Familie der Buchengewächse (Fagaceae). Mit der Entfaltung der Blätter blüht er. Aus den Blüten entwickeln sich die Eicheln.

Verwendung bei der heiligen Hildegard von Bingen: Die Äbtissin verwendete Eichenblätter in der Tiermedizin.

Geschichte: Der Baum ist mit den Mythen und Kulten vieler Völker verbunden. Die Griechen hatten in Dodona in Nordgriechenland einen heiligen Baum, aus dessen Rauschen ein Priester die Zukunft voraussagen konnte. Bei den Römern war die Eiche der Baum Jupiters, auch die Germanen hielten sie für heilig. Berühmt war die Eiche von Geismar in Hessen, die Bonifazius gefällt hatte. Auch später war sie noch als Fruchtbarkeitsbaum von Bedeutung. Brautpaare umtanzten die Eiche. Man bohrte auch symbolisch die Rinde der Eiche an, wenn man Krankheiten auf sie »übertragen« wollte. Impotente Männer tranken Kaffee aus Eicheln, in der Hoffnung, ihre Liebeskraft wiedererlangen zu können. Während der letzten 600 Jahre wurden Eichen vor allem auch zur Gewinnung von Eichenrinde zu Gerbzwecken genutzt.

Verwendete Pflanzenteile: Bei Hildegard die Blätter, heute nur noch die Rinden, die von jungen Bäumen, vor der Entwicklung der Blätter, gesammelt werden.

Bekannte Wirkstoffe: Sehr hoher Anteil an Gerbstoffen (Tannin).

Wissenschaftlich nachgewiesene Wirkung: entzündungswidrig und – wegen der Gerbstoffe – »zusammenziehend«, adstringierend.

Verwendung in der modernen Pharmaindustrie: Badezusätze, Teil von Gurgel- und Spüllösungen. Als sogenannte Standardzulassung bekam Eichenrinde in der Darreichungsform Tee die Zulassungsnummer 9099.99.99.

Heute mögliche Anwendung der Hildegardrezepte: Gurgel- und Spüllösungen bei Entzündungen von Zahnfleisch und Mundschleimhaut (Gingivitiden, Stomatitiden), bei vermehrtem Fußschweiß, ergänzende Behandlung bei Frostbeulen und Analfissuren. Der unverdünnte Aufguß soll mehrmals täglich zum Gurgeln benutzt werden. Ein auf Körpertemperatur gebrachtes Sitz- oder Fußbad soll man zweimal täglich anwenden.

Beschaffung des Heilmittels: Apotheke oder Kräuterhandlungen.

Zubereitung: Spül- und Gurgellösungen: Zwei Eßlöffel voll Eichenrinde in einem halben Liter Wasser fünfzehn bis zwanzig Minuten kochen. Bei einem Teilbad (anzuwenden bei Fußschweiß oder Analfissuren – das sind brennende Verletzungen am After, die bei hartem Stuhlgang entstehen können) 500 Gramm Eichenrinde auf fünf Liter Wasser nehmen.

Bezeichnung im pharmazeutischen Fachhandel: Quercus cortex totus (ganz), Quercus cortex concisus (geschnitten).

Eisenkraut

fördert die Verdauung

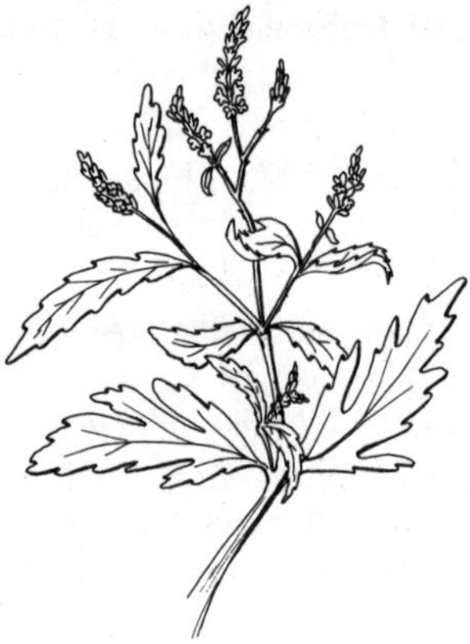

Verbena officinalis L.

Andere Bezeichnungen: Eisenhart, Katzenkraut, Blutkraut, Stahlkraut, Taubenkraut, Junoträne.

Beschreibung der Pflanze: Etwa 60 Zentimeter hoch werdendes Kraut der Röhrenblütlerfamilie (Verbenaceae) mit eingeschnittenen, manchmal aber auch glattrandigen Blättern. Die Blüten sind rötlich oder weiß und wachsen an langen, dünnen Ähren. Die Familie der Eisenkrautgewächse ist auf der ganzen Welt verbreitet. Sie umfaßt 100 Gattungen und weit über 2 000 Arten.

Verwendung bei der heiligen Hildegard von Bingen: Eisenkraut war zusammen mit Wermut bei Zahnschmerzen zu nehmen. »Koche die Kräuter in einem neuen Gefäß mit reinem, gutem Wein, seihe den gekochten Wein durch ein Tuch und trinke ihn nach Zusatz von etwas Zucker. Die noch warmen und, wie eben angegeben, gekochten Kräuter lege er beim Schlafengehen auf den Kiefer, da wo ihm die Zähne weh tun, und befestige sie durch ein aufgelegtes Tuch.« Gemischt mit Knoblauch und Pfennigkraut empfahl Hildegard die Pflanze bei Gelbsucht. Die Kräuter kamen in ein tiefes, geschlossenes Gefäß. Der Auszug war dann neun Tage lang nüchtern zu trinken oder »nach dem Frühstück, aber nur wenig«.

Geschichte: Die kleine Pflanze wurde früher von Europa bis Australien als »Universalmittel« eingesetzt. Sie war der altägyptischen Göttin Isis geweiht. Auch den Druiden galt das Eisenkraut als heilig. Griechen und Römer sahen in ihm nicht nur die Heilpflanze, sondern auch einen Glücksbringer.
Ähnlich wie Baldrian war das Eisenkraut der Legende nach auch eine der Pflanzen bei »Jesu Lebensausgang«. In einem englischen Kräutersegen aus dem Jahr 1584 wird dargestellt, wie die Pflanze Christus auf dem Kalvarienberg half.
Nach einem niederländischen Kräutersegen aus dem 15. Jahrhundert (Beschwörung des »Dens leonis«) gehört die

Pflanze zu jenen Heilkräutern, die von der Muttergottes für die Menschen gesegnet wurden.
In Thüringen hatten die Kräuterfrauen für jede Pflanze ihren besonderen Wochentag. Das Eisenkraut war am Dienstag dran.
Es wurde nicht nur von stillenden Müttern als Tee genossen. Ein originelles Rezept bekam im 16. Jahrhundert ein Lehrer verordnet, der unter Kopfschmerzen litt. Mit seinem Kopfschweiß mußte er die Pflanze benetzen, und in gleichem Maß, wie das Eisenkraut wuchs, sollten auch die Schmerzen verschwinden.

Verwendete Pflanzenteile: Blätter.

Bekannte Wirkstoffe: Eisenkraut enthält vor allem den Bitterstoff Verbenalin, ein sogenanntes Monoterpen.

Wissenschaftlich nachgewiesene Wirkung: Wie alle Bitterstoffe kann auch Verbenalin die Speichel-, Magen- und Gallensekretion anregen.

Verwendung in der modernen Pharmaindustrie: Unbedeutend.

Heute mögliche Anwendung der Hildegardrezepte: Tees aus den Blättern des Eisenkrauts werden als Hausmittel bei Verdauungsbeschwerden genommen.

Beschaffung des Heilmittels: Kräuterhandlungen, Apotheken.

Zubereitung: Ein Teelöffel getrocknetes Kraut mit heißem Wasser (150 Milliliter) übergießen, zehn Minuten ziehen lassen und trinken.

Bezeichnung im pharmazeutischen Fachhandel: Verbenae officinalis herba.

Gelber Enzian

Seine Wurzel verhilft wieder zu Appetit.
Empfindliche Menschen können Kopfschmerzen bekommen!

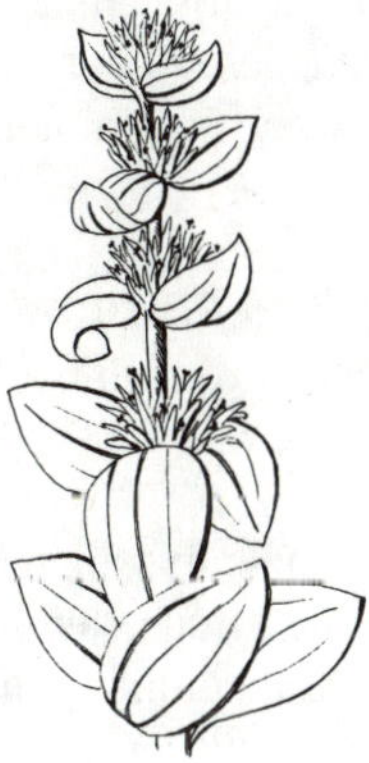

Gentiana lutea L.

Andere Bezeichnungen: Alpenenzian, Magenwurz, Bitterwurz, Fieberwurz, Halunkenwurz, Genzigan, Heil aller Schäden.

Beschreibung der Pflanze: Gehört zur Familie der Enziangewächse (Gentianaceae). Die Pflanze wird bis zu 1,50 Meter hoch, hat elliptische Blätter und typische, gelbe Blüten. Die Hauptwirkstoffe befinden sich jedoch im Wurzelstock, der mehrere Kilogramm schwer sein kann. Die Pflanze beginnt erst in ihrem zehnten Lebensjahr zu blühen und kann 70 Jahre alt werden. Der Gelbe Enzian wächst in den Alpen, in den Gebirgen der Pyrenäenhalbinsel, im Jura, Schwarzwald, Apennin, auch in Kleinasien. Andere der rund 200 Arten der Familie der Enziangewächse kommen auf der ganzen Welt vor.

Verwendung bei der heiligen Hildegard von Bingen: Pulver, in Suppen eingenommen, wurde bei Herz- und Magenschmerzen empfohlen.

Geschichte: Der Enzian bekam seinen Namen der Sage nach vom illyrischen König Genthius, der durch sein Bündnis mit König Perseus von Makedonien und seinen verlorenen Krieg gegen die Römer in die Geschichte einging. Schon im Altertum galt der Enzian als beliebte Heilpflanze. Teilweise empfahlen die Gelehrten ihn sogar als »Allheilmittel«. In Deutschland verwendete man Enzianwurzeln als Ersatz für die geheimnisvolle Alraune. Ihre Heilwirkung war vielen Völkern bekannt. Die südchinesische Abart des Enzians (Gentiana loureirii Griseb.) setzt man im Fernen Osten gegen Tumoren ein. Der klassische »Enzianschnaps« wird in Mitteleuropa erst seit dem 16. Jahrhundert gebrannt. Der Raubbau, der deshalb in den Alpen betrieben wurde – jährlich grub man mehrere hundert Kilogramm aus –, gefährdete die Art. Man versuchte, die Pflanze durch besondere Rechtsverordnungen zu schützen. So durften danach in Bayern Enzianwurzeln nur alle 18 Jahre ausgegraben werden. Jetzt ist die gefährdete Pflanze in der Bundesartenschutzverordnung verzeichnet. Nach der Verordnung über die Ein- und Ausfuhr wildlebender Tiere und wildlebender Pflanzen sind die Wurzeln nur aus Spanien frei einführbar. Einer Forschergruppe aus Weihenstephan bei München gelang es jedoch, Enzian zur Wurzelgewinnung feldmäßig anzubauen und zu züchten.

Verwendete Pflanzenteile: Wurzeln. Sie werden im Frühjahr ausgegraben und getrocknet.

Bekannte Wirkstoffe: Etwa 0,20 Prozent Amarogentin (der bitterste bekannte Stoff der Welt; sein »Bitterwert« beträgt 58 000 000, das bedeutet, daß er in einer Verdünnung von 1: 58 000 000 noch bitter schmeckt) sowie zwei bis drei Prozent des Bitterstoffs Gentiopikrin (Bitterwert 12 000 000), Farbstoffe, Gerbstoffe, Schleim, ätherische Öle.

Wissenschaftlich nachgewiesene Wirkung: Sobald die Bitterstoffe die Geschmacksknospen der Zunge berühren, regen sie auf reflektorischem Weg die Produktion der Speichel-, Magen- und Gallensäfte sowie des für die Verdauung wichtigen Magensafthormons Gastrin an. Sie wirken aber auch direkt. Das Gewebshormon Gastrin reguliert die Salzsäurebildung im Magen. Außerdem regt es die Magen- und Darmbewegungen sowie die Produktion des Bauchspeicheldrüsensafts an. Die Schleimhäute des Magens schwellen an, die Nahrungsstoffe werden vom Körper schneller aufgenommen. Die ätherischen Öle der Enzianwurzel, die den Inhaltsstoff des »Enzianschnapses« ausmachen, wirken verdauungsfördernd und gallentreibend.

Gegenanzeigen: Magen- und Darmgeschwüre.

Nebenwirkungen: Gelegentlich können bei bitterstoffempfindlichen Personen nach Anwendung von Enzianzubereitungen Kopfschmerzen auftreten.

Verwendung in der modernen Pharmaindustrie: Als meistbenutztes Bittermittel Bestandteil von Präparaten zur Appetitanregung, Stärkung, aber auch als Mittel gegen Verdauungsstörungen, Durchfall, Leber- und Gallenmittel. Auch die Homöopathie gebraucht Enzian-Inhaltsstoffe bei Verdauungsstörungen. Viele Liköre und Schnäpse enthalten Enzianextrakte. Als sogenannte Standardzulassung bekam die Enzianwurzel in der Darreichungsform Tee die Zulassungsnummer 9199.99.99.

Heute mögliche Anwendung der Hildegardrezepte: Wirkstoffe des Enzians sind Bestandteil von fertig angebotenen Magentees (gemischt mit Minze, Fenchel und anderen). Selbstzubereitete Getränke können bei zu geringer Magensaftbildung (der sogenannten subaziden Gastritis) und bei Appetitlosigkeit helfen. Mehrmals täglich soll eine Tasse Tee kalt oder mäßig warm eine halbe Stunde vor den Mahlzeiten getrunken werden.

Beschaffung des Heilmittels: Apotheken und Kräuterhandlungen.

Zubereitung: Einen halben Teelöffel Enzianwurzel (ein bis zwei Gramm) mit 150 Milliliter siedendem Wasser übergießen, 15 Minuten ziehen lassen und dann abseihen. Möglich ist auch ein kalter Auszug: Die gleiche Menge Enzianwurzeln wird in 150 Milliliter kaltes Wasser gegeben. Dort soll sie mehrere Stunden ziehen.

Bezeichnung im pharmazeutischen Fachhandel: Wurzeln werden ganz und auch pulverisiert (Gentianae luteae pulv.) gehandelt.

Farn

erleichtert Rheumaschmerzen

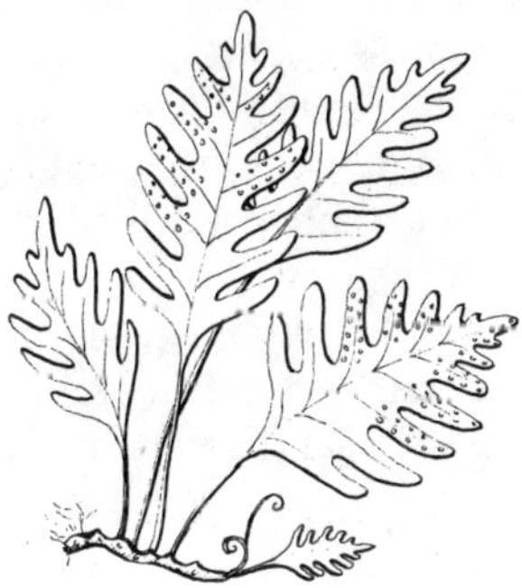

Polypodium vulgare L.

Andere Bezeichnungen: Tüpfelfarn, Engelsüß, Wildes Süßholz, Mausleitern, Wanzenwurz, Teufelswisch.

Beschreibung der Pflanze: Krautartige Farne mit kriechendem Wurzelstock. Die Wedel haben im Gegensatz zum Wurmfarn (Aspidium ritix mas.) glatte Ränder. Die Pflanze wird zwischen 30 und 130 Zentimeter hoch und gehört zur Familie der Ospidiaceae.

Verwendung bei der heiligen Hildegard von Bingen: Unter der Bezeichnung »Engelsüß« ist der Farn Bestandteil vieler Rezepte. So empfiehlt Hildegard ihn zusammen mit der Schafgarbe bei dreitägigem Fieber (»... in leichtem, gutem Wein kochen, durch ein Tuch seihen und diesen Wein beim Eintritt des Fieberanfalls trinken«). Es gibt Pillen, die Farn enthalten, zur »Reinigung von Speichel und Schleim«. Außerdem wird eine Engelsüß, Kerbel und Alant enthaltende Salbe gegen Krätze beschrieben. Gichtkranken wird geraten, Farnkraut zu kochen und dem Badewasser zuzusetzen. Farn wird auch als Zaubermittel gegen Dämonen aufgeführt: »Enthält viel Inkraft und zwar solcher Art, daß ihn sogar der Teufel flieht ... Er scheucht Spukgestalten wie die Sonne Düsterheiten ...«

Geschichte: Die wurmtreibende Wirkung bestimmter Farnarten war schon im Altertum bekannt. Im Mittelalter galt die Pflanze als Zaubermittel, das Glück im Spiel und in der Liebe verschaffte, und als wichtiger Bestandteil der Hexensalben. In Japan wird eine Farnart als Wildgemüse genossen.

Verwendete Pflanzenteile: Wedel und Wurzeln.

Bekannte Wirkstoffe: Die Wedel enthalten u. a. Schleimstoffe, die Wurzeln neben Zucker auch Gerbstoffe.

Wissenschaftlich nachgewiesene Wirkung: Die Inhaltsstoffe der Wedel ziehen die Schleimhäute zusammen. Für die Apotheker von Bedeutung war Wurmfarnextrakt als Bandwurmmittel. Überdosiert können die Verbindungen Krämpfe, Sehstörungen, ja sogar schwere Vergiftungen auslösen.

Verwendung in der modernen Pharmaindustrie: Spielt keine Rolle mehr. Auch die Inhaltsstoffe des verwandten Wurmfarns werden heute künstlich hergestellt.

Heute mögliche Anwendung der Hildegardrezepte: Bäder (Abkochung), Auflagen von Farnkräutern bei Rheumaschmerzen.

Beschaffung des Heilmittels: In unseren Wäldern weit verbreitet. Apotheken und Kräuterhandlungen liefern getrocknete Wurzeln.

Zubereitung: Mit 70prozentigem Branntwein wird ein »Farnwurzelgeist« zum Einreiben angesetzt. (250 Gramm Farnwurzeln zwei Wochen lang bei Zimmertemperatur in 1 Liter Branntwein ziehen lassen.)

Bezeichnung im pharmazeutischen Fachhandel: Polypodii radix (Wurzel).

Fenchel

hilft vor allem Säuglingen und Kleinkindern bei Bauchkrämpfen

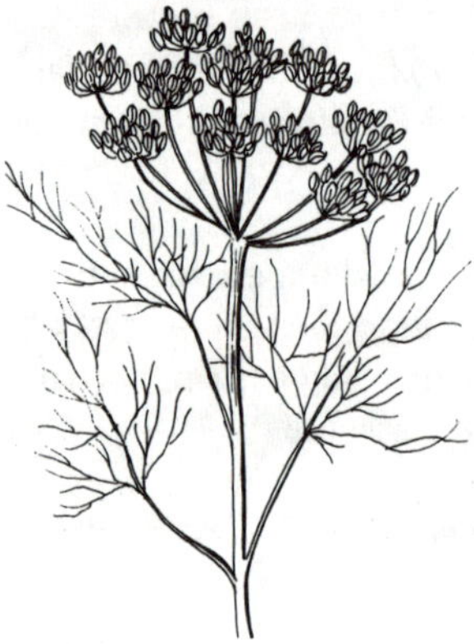

Foeniculum vulgare Miller var. vulgare

Andere Bezeichnungen: Gemeiner Fenchel, Fenichel, Frauenfenchel, Kammfenchel, Langer Anis, Kinderfenchel.

Beschreibung der Pflanze: Pflanze aus der großen Familie der Doldengewächse (Apiaceae oder Umbelliferae), verwandt mit dem Anis. Sie wird etwa 1,50 Meter hoch. Der rundliche, zart gerillte Stengel verästelt sich oben. Das Kraut blüht gelb. Die arzneilich verwendeten Früchte sind grünlichgelb.

Verwendung bei der heiligen Hildegard von Bingen: Das auch als Gewürz verwendete Heilkraut ist Bestandteil einer Vielzahl von Rezepten. Eines ist zum Beispiel bei Alkoholkater vorgesehen: »... er mag Fenchelkraut oder Fenchelsamen essen und er wird sich danach besser befinden, weil die milde Wärme und die gemäßigte Kaft des Fenchels die durch den Wein hervorgerufene Tollheit in ihm bändigen.« Das Heilkraut wird mit Süßholz, Galgant, Bockshornklee, Honig und anderen Kräutern gegen Herzschmerzen eingesetzt. Bei Hodenschwellungen wird Fenchel mit Bockshornklee und Rinderfett auf die Geschlechtsteile gelegt. Wer nicht schlafen kann, soll Fenchel mit Schafgarbe kochen und sich die Kräuter auf die Stirn legen (im Winter, wenn kein Kraut zur Verfügung steht, werden statt dessen Fenchelsamen und Schafgarbenwurzeln genommen). Bei Schnupfen werden die Dämpfe einer Abkochung von Fenchel und Dill inhaliert. Aufgelegt auf Schenkel und Rücken, sollen ausgekochte Fenchelkräuter die Schmerzen bei der Geburt lindern. Mit Galgant, Muskatnuß und anderen Kräutern wird die Pflanze auch bei »Gebrechen der Lunge« empfohlen. Dann gibt es noch einige Rezepte für Augenwässer.

Geschichte: Fenchel war schon im Altertum eine wichtige Heilpflanze. Die Ägypter erwähnten sie in ihren medizinischen Papyri. Die Griechen nahmen die Früchte und das Kraut gegen viele Beschwerden – aber ebenso als Liebesmittel ein. Auch im berühmten chinesischen Kräuterbuch »Pentsa« kommt die Heil und Gewürzpflanze vor. Der Legende nach gehört Fenchel zu den Kräutern, die den am Kreuz hängenden Jesus vor Schmerzen und Schwäche bewahrt haben. Nach einem berühmten altenglischen Neunkräuterspruch (»Nigon wyrta galdon«), erhalten in einer Handschrift des 10. Jahrhunderts, hat ihn der Gottessohn dann den Armen und Reichen auf »allen sieben Welten« zu Hilfe geschickt. In einer weltberühmt gewordenen Dichtung kommt Fenchel übrigens auch vor, im Trauerspiel »Hamlet« von William Shakespeare. Ophelia, die Hamlet liebt, wird geistesverwirrt, als ihr Vater ermordet wird. In der berühmten »Wahnsinnsszene« sagt sie zu ihrem Bruder Laertes:

»There's fennel for you and columbines:
there's rue for you;
and here's some for me ...
(Da ist Fenchel für Euch und Akelei ...«)

Ein alter deutscher Vers betont die besondere Wirkung der Pflanze – neben anderem bei Verdauungsproblemen und Augenleiden:

»Dem Fieber und dem Gift
kann der Fenchel widerstehen.
Er macht den Magen rein,
und dient recht hell zu sehen.«

Der bei uns verwendete Fenchel wächst im gesamten Mittelmeerraum, aber auch in Frankreich, Südengland, Irland. In Deutschland sind Franken, Württemberg und Sachsen traditionelle Anbaugebiete. Geerntet wird »Kammfenchel«, das sind die Früchte aus jenen Pflanzen, die im Feld zuerst reifen und mit der Hand herausgeschnitten werden, und »Strohfenchel«, den man aus dem gemähten Kraut herausdrischt.

Verwendete Pflanzenteile: Heute vorwiegend die Früchte.

Bekannte Wirkstoffe: Ätherische Öle, vor allem Fenchon, Anethol, fettes Öl, Zucker, Eiweiß, Stärke.

Wissenschaftlich nachgewiesene Wirkung: Fenchelöl beschleunigt den Schlag der Flimmerhärchen in den Atemwegen und wirkt deshalb auswurffördernd. Die Inhaltsstoffe wirken außerdem gegen Blähungen (als »Karminativum«), beruhigen, regen den Appetit an. Auch eine Wirkung gegen Bakterien wurde festgestellt.

Verwendung in der modernen Pharmaindustrie: Ätherische Öle des Fenchel werden wegen ihrer milden Wirkung vor allem bei auswurffördernden und blähungstreibenden Präparaten in der Kinderheilkunde verwendet. Es gibt Fenchelhonig, Fenchelsirup, Tees oder Extrakte. Fenchel ist Bestandteil milder Abführmittel und »Brustmittel«. Wegen der antibakteriellen Wirkung setzt man ihn auch Augen- und Gurgelwässern zu. Zur Bereitung von Tees bekam Fenchel die Standardzulassungsnummer 5199.99.99.

Heute mögliche Anwendung der Hildegardrezepte: Fencheltees sind ein verbreitetes und beliebtes Mittel bei Husten, anderen Erkältungskrankheiten, Magen- und Darmbeschwerden. Fenchel wird heute überall auch in Teeaufgußbeuteln angeboten – pur oder vermischt mit anderen Kräutern, etwa mit Pfefferminze oder dem verwandten Anis und dem Süßholz. Bei Magen- und Darmerkrankungen wird zwei- bis viermal täglich eine Tasse Tee zwischen den Mahlzeiten empfohlen. Fencheltee kann man auch zum Verdünnen von Milch oder Brei für Säuglinge verwenden.

Beschaffung des Heilmittels: Teeaufgußbeutel in Apotheken, Kräuterhandlungen sowie vielen Lebensmittelgeschäften; Apotheken und Kräuterhandlungen bieten die Früchte an.

Zubereitung: Pro Tasse ein bis drei Teelöffel der gequetschten Früchte mit siedendem Wasser (ca. 150 Milliliter) übergießen und fünf bis zehn Minuten ziehen lassen. Dann filtert man das Getränk durch ein Teesieb.

Bezeichnung im pharmazeutischen Fachhandel: Fenchelfrüchte werden außer in Aufgußbeuteln ganz (Foeniculi fructus totus), gequetscht (Foeniculi fructus contusus) oder pulverisiert (Foeniculi fructus pulv.) angeboten. Auch die Blätter (Foeniculi herba) und Wurzeln (Foeniculi radix) sind – wie zu Hildegards Zeiten – noch im Handel, spielen aber auch bei den Hildegardrezepten kaum mehr eine Rolle.

Galgant

gilt als Herzmittel

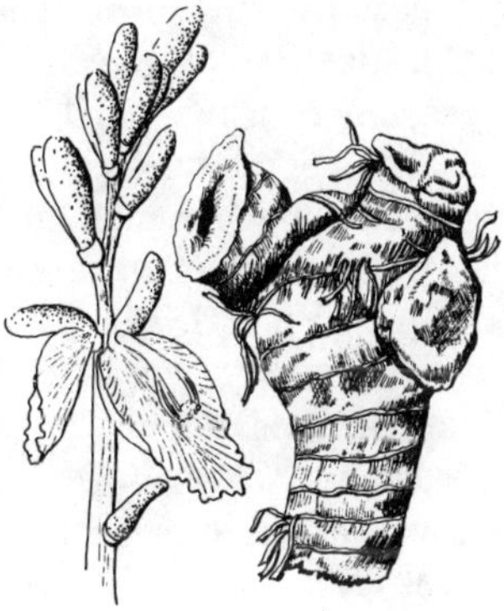

Alpinia officinarum HANCE.

Andere Bezeichnungen: Liang-kiang (in China), Kula Yoga (Indien).

Beschreibung der Pflanze: Staude mit knollenartigen Wurzeln, die meterhohe Stengel treibt. An ihnen wachsen bis zu 30 Zentimeter lange Blätter und orchideenartige, weißrote Blüten. Der Galgant gehört zur Familie der Zingiberaceae. Die heute bei uns angebotenen Galgantwurzeln werden vorwiegend auf der chinesischen Insel Hainan und dem gegenüberliegenden Festland angebaut.

Verwendung bei der heiligen Hildegard von Bingen: Zu Hildegards Zeiten war dieses Heilmittel sehr teuer und kostbar. Die Heilige empfiehlt es bei dreitägigem Fieber, »Gebrechen der Lunge«, Magenschmerzen und vor allem bei »Herzweh«: »Wenn schlechte Säfte in den Eingeweiden und in der Milz eines Menschen überhandgenommen und dem Herzen durch Schwarzgalle viel Leid zugefügt haben, soll er Galgant und Bertram (Fam) zu gleichen Gewichtsteilen nehmen und ein Viertel von jedem einzelnen von ihnen weißen Pfeffer, oder, wenn er keinen weißen Pfeffer hat, viermal soviel Pfefferkraut und stoße dies zu Pulver ...« Das ganze wurde mit Bockshornkleesaft vermischt, in der Sonne zu Kuchen gebacken und »sowohl nach dem Frühstück als auch nüchtern« gegessen.

Geschichte: Im gesamten Fernen Osten ist Galgant seit Jahrtausenden ein beliebtes Gewürz- und Heilmittel. Der Name wird vom chinesischen »liang-kiang« abgeleitet (milder Ingwer). Auch die Ayurveda-Ärzte in Indien kannten die Heilpflanze. Über arabische Indienhändler kam sie bereits im achten, neunten Jahrhundert nach Mitteleuropa.
Der botanische Name der Heilpflanze erinnert an den berühmten Arzt und Botaniker Prosper Alpino (1553–1617), einst Bordarzt auf der Flotte Andrea Dorias und später venezianischer Konsul in Kairo, der 1592 ein berühmtes Pflanzenwerk herausgab (»Deplantis Aegypti«).

Der arabische Arzt Ibn-al-Baytar empfahl Galgant auch als liebeförderndes Mittel. Später wurden die Wurzeln Magenmitteln und Kräuterschnäpsen zugesetzt.

Verwendete Pflanzenteile: Wurzeln.

Bekannte Wirkstoffe: Ätherische Öle (mit Cineol und Eugenol) sowie Harze (Galangol oder Alpinol). Sie sind in Europa noch nicht umfassend untersucht worden. Jedoch sollen japanische Forscher in der Wurzel jetzt die schon von Hildegard behaupteten herzwirksamen Stoffe festgestellt haben.

Wissenschaftlich nachgewiesene Wirkung: In Europa noch zuwenig erforscht.

Verwendung in der modernen Pharmaindustrie: Bestandteil von Destillaten wie Melissengeist und von Magenmitteln.

Heute mögliche Anwendung der Hildegardrezepte: Anhänger der Hildegard-Medizin, besonders die Gruppe um Dr. Hertzka, sehen in der Pflanze »das universalste Herzmittel«. Bei Herzschmerzen – aber auch bei Magenbeschwerden – werden pulverisierte Galgantwurzeln gekaut.

Beschaffung des Heilmittels: Apotheken.

Zubereitung: Apotheken, die sich auf die Hildegard-Medizin spezialisiert haben, pressen sie zu Tabletten oder vermischen das Arzneimittel mit Honig (Anteil 15, 20 oder 30 Prozent). Das scharf schmeckende Präparat ist dann leichter zu nehmen. Man kann die Wurzel auch in Wein kochen.

Bezeichnung im pharmazeutischen Fachhandel: Die Galgantwurzeln werden ganz (Galangae rhizoma totum), geschnitten (Galangae rhizoma concisum) oder pulverisiert (Galangae rhizoma pulv.) angeboten.

Gundelrebe

kann leichte Magenleiden lindern

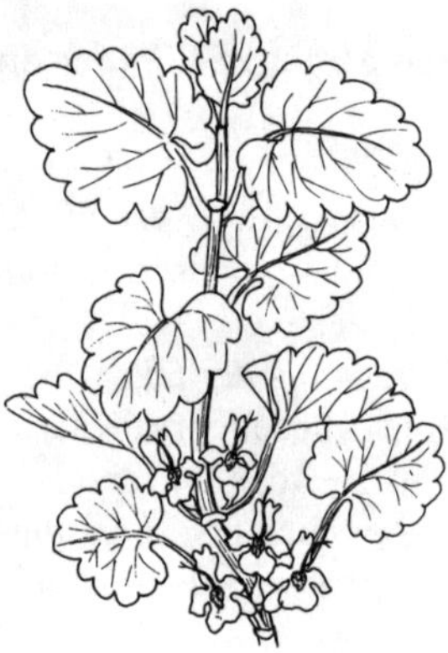

Glechoma hederancea L.

Andere Bezeichnungen: Gundermann, Erdkränzlein, Hederich, Erdefeu, Donnerrebe, Blauhuder, Heilrauf, Udrang.

Beschreibung der Pflanze: Gehört zur Gattung der Lippenblütler (Laminaceae). 15 bis 50 Zentimeter hohe Kleinstaude mit langen, kriechenden Zweigen, nierenförmigen, gekerbten Blättern und lila Blüten.

Verwendung bei der heiligen Hildegard von Bingen: Gundelrebe wird zusammen mit Fenchel gekocht und dann Gebärenden auf Schenkel und Rücken gelegt, »... damit der Schmerz gelindert und ihre verschlossenen Geburtswege um so gelinder und leichter geöffnet werden«.
Dann gibt es noch ein nur aus der damaligen Zeit heraus verständliches Rezept. »Wenn ein Mensch infolge fleischlicher Begierde und Unenthaltsamkeit aussätzig wird, soll er Odermennig nehmen, dazu den dritten Teil desselben an Ysop und zweimal soviel wie beides zusammen an Gundelrebe, diese Kräuter kochen und so ein Bad aus ihnen herrichten. Diesem soll er soviel Menstrualblut beimischen, wie er bekommen kann, und sich dann in das Bad setzen ... Die Wärme des Odermennigs mit der Kälte des Ysops und die Wärme der Gundelrebe mit dem warmen Menstrualblut in richtigem Verhältnis vereint, entfernen die faulige Materie eines solchen Aussatzes. Odermennig, Ysop und Gundelrebe lassen sie nämlich herausschwitzen, das Menstrualblut überwältigt und vernichtet sie wie ein Feind seinen Gegner, weil dies aus den verschiedenen Säften des Weibes hervorgeht.«

Geschichte: Die Gundelrebe war ein uraltes Zauberkraut, half dem Aberglauben nach gegen Hexerei und Zauberei. Beim Pflücken waren besondere Rituale zu beachten. »Guntrebe, unser Herr hat Dir Gnad gegeben ...«, beginnt zum Beispiel ein Segensspruch aus dem Simmenthal, der beim Pflücken zu sprechen war. Wer dieses Kraut in der Walpurgisnacht pflückt und einen Kranz daraus flicht, soll am nächsten Morgen damit Hexen erkennen können.

Verwendete Pflanzenteile: Blätter.

Bekannte Wirkstoffe: Ätherische Öle, Gerbstoffe, Bitterstoffe (Glechomin), etwas Vitamin C.

Wissenschaftlich nachgewiesene Wirkung: Gerbstoffe hemmen Entzündungen und Durchfälle.

Verwendung in der modernen Pharmaindustrie: Keine.

Heute mögliche Anwendung der Hildegardrezepte: Gepreßter Gundelrebensaft oder Teeaufgüsse (zwei Teelöffel Kraut auf eine Tasse) bei Entzündungen und leichten Magenleiden.

Beschaffung des Heilmittels: Die Pflanze ist sehr verbreitet. Getrocknetes Kraut wird aber auch im Arzneigroßhandel angeboten.

Zubereitung: Ein bis zwei Teelöffel Kraut mit 150 Milliliter heißem Wasser übergießen, zehn Minuten ziehen lassen.

Bezeichnung im pharmazeutischen Fachhandel: Glechomae herba.

Hafer

Das Hausmittel, das jeder kennt

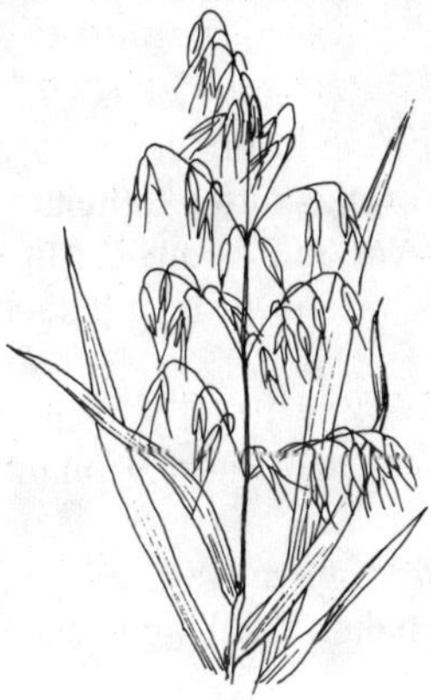

Avena sativa L.

Andere Bezeichnungen: Saathafer, Biwen, Flöder, Haber, Hattel, Gäbelshaber, Howern.

Beschreibung der Pflanze: Getreidegras (Familie der Gramineae) mit einer sich nach allen Seiten hin ausbreitenden Rispe, die zwei, drei oder auch vier fruchtbare Blüten in den Grasährchen trägt. Wird ca. 100 Zentimeter hoch und wächst auch dort noch, wo der Weizen nicht mehr gedeiht.

Verwendung bei der heiligen Hildegard von Bingen: Empfahl Haferstrohbäder bei Gicht und die Körner als Kräftigungsmittel.

Geschichte: Vor der Einführung der Kartoffel in Europa war Hafer das Hauptnahrungsmittel. Kelten und Germanen kultivierten ihn schon vor 2 000 Jahren. Mit dem Aufkommen der neuen Getreidesorten wurde er jedoch mehr zurückgedrängt.

Verwendete Pflanzenteile: Körner, Stroh und Blüten.

Bekannte Wirkstoffe: Kohlenhydrate, Mineralstoffe, Vitamine. Die Schalen enthalten Vanillinglykoside und Gramin, ein Alkaloid.

Wissenschaftlich nachgewiesene Wirkung: Haferschleim ist immer noch eines der bekanntesten Diätmittel bei allen Magenerkrankungen. Auszüge aus Haferblüten sollen beruhigen und stärken, ebenso Bäder mit Zusätzen aus Haferstroh. Die Wirkungsweise ist noch nicht genau bekannt.

Verwendung in der modernen Pharmaindustrie: Haferextrakte sind zum Beispiel in pflanzlichen Heilmitteln gegen zerebrale und periphere Durchblutungsstörungen enthalten. Sie sollen kräftigen und beruhigen. Für besonders empfindliche und gereizte Haut sind Seifen mit Haferextrakten erhältlich.

Heute mögliche Anwendung der Hildegardrezepte: Haferschleim als Diätmittel bei allen Magenproblemen. Das Haferstrohbad gehört zur Kneippbehandlung und wird bei Rheuma, Gelenkleiden u. a. angeordnet.

Beschaffung des Heilmittels: Sowohl Haferkörner als auch Haferstroh werden von Drogen- und Vegetabilienhändlern angeboten. Haferflocken gibt es in jedem Lebensmittelgeschäft.

Zubereitung: Für den Haferschleim werden am besten Haferflocken (etwa 50 Gramm) mit etwas Salz in einen Liter Wasser gegeben. Kurz auf- und dann noch zehn Minuten garkochen lassen. Für das Haferstrohbad Haferstroh auskochen.

Bezeichnung im pharmazeutischen Fachhandel: Avenae fructus (Haferkörner), Avenae stramentum (Haferstroh).

Holunder

treibt den Schweiß

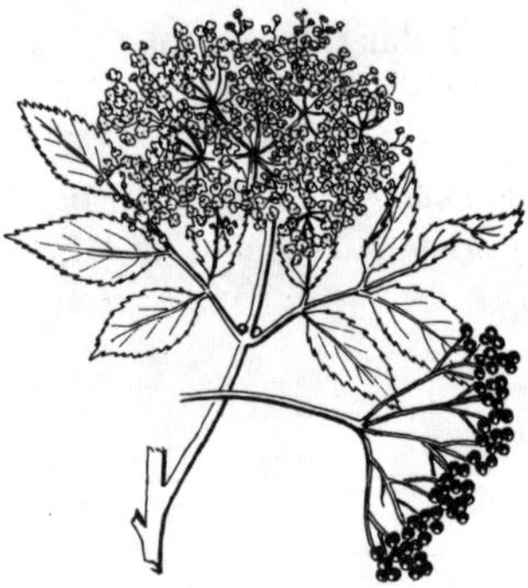

Sambucus nigra L.

Andere Bezeichnungen: Holler, Hollerstrauch, Hollerbusch, Elhorn, Keilken, Pisseke, Alhorn, Zibke.

Beschreibung der Pflanze: Gehört zur Familie der Geißblattgewächse (Caprifoliaceae). Die Pflanze wächst als Baum oder Strauch und erreicht eine Höhe bis zu neun Metern. Im Holz befindet sich ein weißes, schwammiges Mark. Die länglichen Blätter sind gefiedert, die gelblichweißen Blüten entwickeln sich in großen, schirmförmigen Rispen. Die Beeren sind klein und schwarzviolett.

Verwendung bei der heiligen Hildegard von Bingen: Wurde als schweißtreibendes Mittel verordnet.

Geschichte: Nach altem Volksglauben wohnte im Holunder der gute Geist eines Bauernhofs, die »Hollermutter«. Sie schützte die Familie vor Feuer und Seuchen. Als Heilmittel verwendete man Holunder bereits in der Antike – zum Teil für dieselben Anwendungsgebiete wie heute.

Verwendete Pflanzenteile: Blüten, Beeren, Rinde.

Bekannte Wirkstoffe: In den Blüten, die in Süddeutschland und in Österreich als »Hollerküchерl« in Schmalz gebacken als eine beliebte Speise gelten, sind ätherische Öle, Glykoside wie Rutin, Isoquercetin und Hyperosid sowie Gerbstoffe und Schleim enthalten. In den Beeren finden sich Zucker und viele Vitamine. Rinde und Blätter enthalten Glykoside, Alkaloide, Bitterstoffe, Gerbstoffe.

Wissenschaftlich nachgewiesene Wirkung: Blüten wirken schweißtreibend, Beeren verdauungsanregend. Der Wirkungsmechanismus ist noch nicht genau erforscht.

Verwendung in der modernen Pharmaindustrie: Bestandteil schweißtreibender, harntreibender und abführender Mittel. Aus Blättern und Blüten werden homöopathische Präparate gewonnen, die gegen Gelenkentzündungen und Fieber helfen sollen. Als sogenannte Standardzulassung bekamen Holunderblüten in der Darreichungsform Tee die Zulassungsnummer 1019.99.99.

Heute mögliche Anwendung der Hildegardrezepte: Wichtiges Hausmittel. Holunderblüten werden für bei Schwitzkuren notwendige Teeaufgüsse verwendet, die bei Fieber und Erkältung helfen können. Soweit nicht anders verordnet, mehrmals täglich, besonders gegen Abend zu, ein bis zwei Tassen frischen Teeaufguß möglichst heiß trinken.

Beschaffung des Heilmittels: In Apotheken und Kräuterhandlungen. Die Pflanze ist sehr verbreitet, deshalb können Blüten auch selbst gesammelt und getrocknet werden. Sie sind aber licht- und feuchtigkeitsempfindlich.

Zubereitung: Zwei Eßlöffel Blüten (je zehn bis fünfzehn Gramm) mit siedendem Wasser (etwa 150 Milliliter) übergießen, fünf Minuten ziehen lassen und dann abseihen.

Bezeichnung im pharmazeutischen Fachhandel: Sambuci flos (Holunderblüten).

Hopfen

verhilft zu ruhigem Schlaf

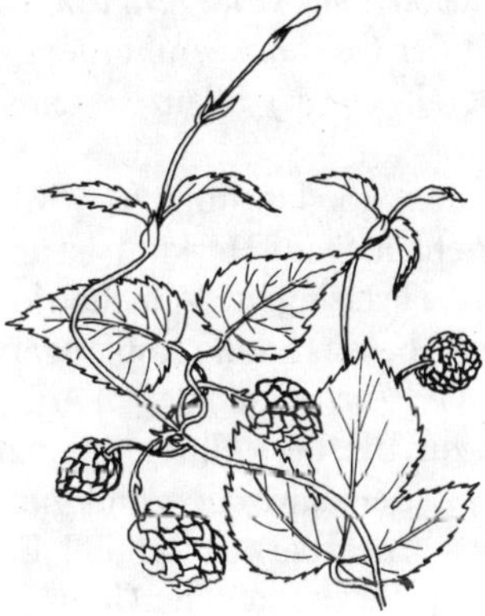

Humulus lupulus L.

Andere Bezeichnungen: Hupfen, Heide-, Rasen-, Wald-, Wiesenhopfen, wilder Hopfen.

Beschreibung der Pflanze: Gattung aus der Familie der Hanfgewächse (Cannabiaceae) mit herzförmigen oder handförmigen, gelappten Blättern und Blütenkätzchen, die – auf getrennten Pflanzen – männlich oder weiblich sein können. Kultiviert werden Pflanzen mit den größeren, weiblichen Blütenkätzchen. Bei den Fruchtständen liegen die eiförmigen Deck- oder Vorblätter dachziegelartig übereinander.

Verwendung bei der heiligen Hildegard von Bingen: Mittel zur Haltbarmachung der Getränke. Außerdem hat die Äbtissin den beruhigenden Effekt der Pflanze erkannt.

Geschichte: Seit dem 18. Jahrhundert wird der Hopfen in Deutschland angebaut. Seine Herkunft ist unbekannt. In den Urkunden des Stifts Freising bei München kommen ab Mitte des 9. Jahrhunderts bereits häufig Hopfengärten vor. Danach verbreitete sich die Pflanze – die gegen Ausgang des Mittelalters vor allem zur Bierherstellung benutzt wurde – über ganz Mitteleuropa. Bei slawischen und finnischen Völkern gilt der Hopfen als Fruchtbarkeitssymbol. Er soll die Bleichsucht heilen und die Reizbarkeit der Genitalorgane mildern.

Verwendete Pflanzenteile: Hopfenblüten.

Bekannte Wirkstoffe: Bitterstoffe Humulon und Lupulon.

Wissenschaftlich nachgewiesene Wirkung: Der beruhigende Effekt ist wissenschaftlich noch nicht eindeutig geklärt.

Verwendung in der modernen Pharmaindustrie: Weniger gebräuchlich. Überwiegende Verwendung als Grundstoff bei der Bierherstellung. Als sogenannte Standardzulassung bekamen Hopfenzapfen in der Darreichungsform Tee die Zulassungsnummer 1029.99.99.

Heute mögliche Anwendung der Hildegardrezepte: Teeaufguß bei Schlafstörungen und Unruhe. Empfohlen werden zwei bis drei Tassen täglich sowie eine weitere unmittelbar vor dem Schlafengehen.

Beschaffung des Heilmittels: Getrocknete Hopfenblüten liefern Apotheken und Kräuterhandlungen.

Zubereitung: Ein bis zwei Teelöffel Hopfenzapfen mit ca. 150 Milliliter heißem Wasser übergießen, zehn bis fünfzehn Minuten ziehen lassen und dann abseihen.

Bezeichnung im pharmazeutischen Fachhandel: Humuli lupuli strobilus.

Huflattich

wirkt lindernd auf entzündete Schleimhäute

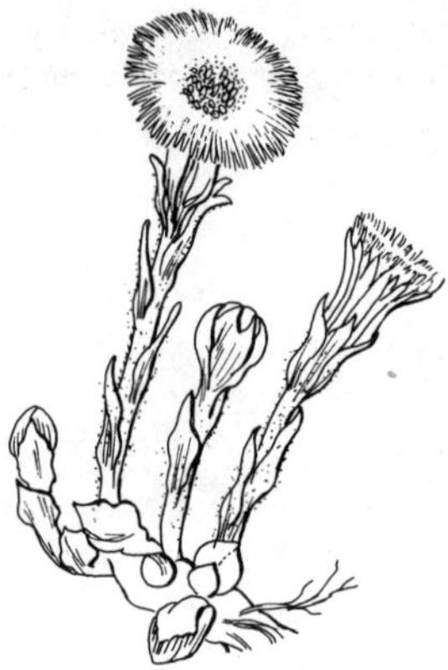

Tussilago farfara L.

Andere Bezeichnungen: Brustlattich, Eselslattich, Roßhuf, Quirinkraut, Brandletschenkraut, Lehmblümel, Tabakkraut, Berglatschen.

Beschreibung der Pflanze: Zu den Korbblütlern (Asteraceae) gehörende Pflanze, die ab März zuerst die gelben Blüten und dann die weißfilzigen Blätter austreibt. Sie wird ungefähr 20 bis 30 Zentimeter groß und wächst auf der gesamten Nordhalbkugel der Erde als Unkraut.

Verwendung bei der heiligen Hildegard von Bingen: »Kleiner Huflattich« wird zusammen mit Wegerichwurzel und Birnenmistel in Wein eingelegt und dann getrunken. Außerdem werden die Blätter als Auflage bei »geschwollenen Drüsen« empfohlen.

Geschichte: Arabische, griechische und römische Ärzte kannten Huflattich bereits als Hustenmittel.

Verwendete Pflanzenteile: Blüten und Blätter.

Bekannte Wirkstoffe: Die Blätter enthalten rund sieben Prozent, die Blüten etwas weniger sauren Schleim. Ferner finden sich ätherische Öle, Gerbstoffe, Bitterstoffe und pflanzliche Säuren in der Pflanze.

Wissenschaftlich nachgewiesene Wirkung: Huflattich-Wirkstoffe fördern den Auswurf bei Husten und Erkältungen. Außerdem wirken sie entzündungshemmend und stärken die glatte Bronchialmuskulatur.

Verwendung in der modernen Pharmaindustrie: Vielfach Hauptbestandteil von Hustenmitteln und Asthma-Medikamenten. Darreichungsformen sind Tees, Sirup, Tropfen. Als sogenannte Standardzulassung bekamen Huflattichblätter in der Darreichungsform Tee die Zulassungsnummer 1039.99.99.

Heute mögliche Anwendung der Hildegardrezepte: Huflattichsaft und Huflattichtee gegen Husten, außerdem nimmt man Huflattichblätter zur Reizlinderung bei Schleimhautentzündungen im Bereich des Mund- und Rachenraums (Pharyngitis, Tracheitis). Empfohlen wird mehrmals täglich, besonders morgens nach dem Aufwachen und abends vor dem Schlafengehen, jeweils eine Tasse Tee.

Beschaffung des Heilmittels: Sehr verbreitete Pflanze. Kräuterhandlungen und Apotheken liefern getrocknete Blätter. Aus Blättern gepreßter Saft wird von der Arzneimittelindustrie gebrauchsfertig angeboten. Er ist besonders gut mit Honig zu nehmen.

Zubereitung: Etwa einen Eßlöffel Huflattichblätter (ca. fünf bis zehn Gramm) mit heißem Wasser (ca. 150 Milliliter) übergießen, zehn Minuten ziehen lassen und dann abseihen.

Bezeichnung im pharmazeutischen Fachhandel: Farfarae flos (getrocknete Huflattichblüten) und Farfarae folium (Huflattichblätter).

Kamille

hilft als Teeaufguß und als Dampfbad bei Magenbeschwerden sowie Reizungen der oberen Atemwege und der Mund- und Rachenschleimhaut

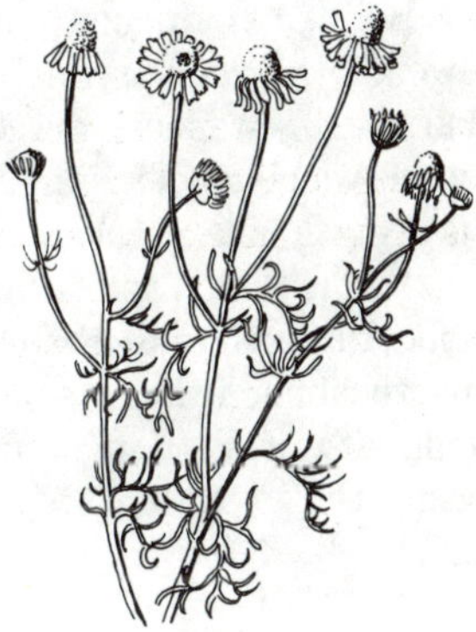

Matricaria chamomilla L.

Andere Bezeichnungen: Feldkamille, Helmerchen, Gramillen, Kummerblume, Laugenblume, Muskatblume, Mutterkraut.

Beschreibung der Pflanze: 15 bis 30 Zentimeterhohe Pflänzchen aus der Familie der Korbblütler (Asteraceae). Sie hat weiße Strahlen- und gelbe Scheibenblüten.

Verwendung bei der heiligen Hildegard von Bingen: Das heute bekannteste Hausmittel kommt bei der Heiligen etwas kurz weg. Es wurde vermutlich nur bei Frauenleiden verordnet.

Geschichte: Bereits im Altertum wurde die Kamille als Heilkraut verwendet. Bei den Germanen war die Pflanze dem Gott Baldur geweiht. Der lateinische Name »Matricaria« wurde von »Matrix« abgewandelt, der Gebärmutter, weil man die Pflanze vorwiegend bei Frauenleiden anwandte. Den Namen, aus dem Kamille abgeleitet wurde, soll Plinius eingeführt haben. Da die Blüten apfelartig riechen, setzte er die Worte »melon« (für Apfel) und »chamai« (für niedrig) zu »Chamaemelum« zusammen. Daraus wurde Chamomilla. Wegen ihrer Heilkraft war die Kamille früher den Marienkräutern zugeordnet. Erst seit dem 15. Jahrhundert ist das Kamillenöl bekannt.

Verwendete Pflanzenteile: Blütenkörbchen.

Bekannte Wirkstoffe: Ätherisches Öl, das durch Destillation gewonnen wird und blau ist (Chamazulen u. a.), Flavone, Schleimstoffe.

Wissenschaftlich nachgewiesene Wirkung: Das ätherische Öl der Pflanze wirkt entzündungshemmend, wundheilend, krampflösend, schweiß- und blähungstreibend, beruhigend, schmerzlindernd.

Verwendung in der modernen Pharmaindustrie: Die Wirkstoffe der Pflanze sind allein in Deutschland Bestandteil von über

100 Fertigarzneien, die bei Krämpfen, Koliken, Entzündungen, Erkältungen empfohlen werden. Der Industrie ist es inzwischen gelungen, eine Wildkamillensorte weiterzuzüchten, die einen besonders hohen Anteil der entzündungshemmenden Wirkstoffe enthält. Als sogenannte »Standardzulassung« bekam die Kamillenblüte schon 1982 die Nummer 7999.99.99.

Heute mögliche Anwendung der Hildegardrezepte: Kamillentee gilt als das »Standard«-Hausmittel bei Magen- und Darmbeschwerden, Reizungen der Mund- und Rachenschleimhaut sowie der oberen Atemwege. Empfohlen werden sowohl Tees (mehrmals täglich zu trinken) als auch Inhalations- und Dampfbäder, bei denen die Dämpfe des frisch zubereiteten Teeaufgusses einzuatmen sind.

Beschaffung des Heilmittels: Wird heute in Aufgußbeuteln angeboten. Die Arzneidrogenhändler liefern die Blüten auch offen.

Zubereitung: Ein Eßlöffel Kamillenblüten mit 150 Milliliter heißem Wasser übergießen, fünf bis zehn Minuten ziehen lassen und dann abseihen.

Bezeichnung im pharmazeutischen Fachhandel: Chamomillae flos mit Zusätzen, die auf die Herkunft schließen lassen (etwa »ägypt.«, »argent.«, »bulg.« usw.).

Kampfer

ist bei Rheuma und Schmerzen ein gutes Einreibemittel

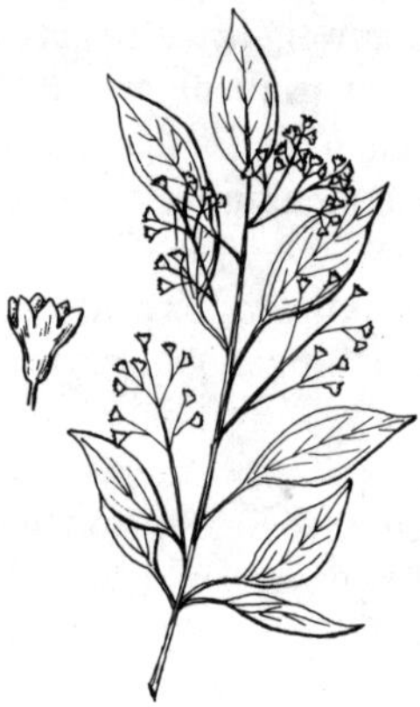

Camphora, aus dem Harz des Baums Cinnamomum camphora L.

Andere Bezeichnungen: Je nach Herkunft gewöhnlicher Kampfer, Borneokampfer, Borneol.

Beschreibung der Pflanze: Holz und Blätter des Kampferbaums (Familie der Lauraceae) enthalten in besonderen Ölzellen den Wirkstoff Kampfer. Für die Arzneimittelindustrie von besonderer Bedeutung ist der Japanische Kampferbaum mit immergrünen, stark aromatischen Blättern. Er wird bis zu 50 Meter hoch. Sein Stamm kann mehrere Meter Durchmesser erreichen. Als Zierbaum wurde er auch nach Europa gebracht. Kampfer kann jedoch auch künstlich hergestellt werden. Es unterscheidet sich nicht vom natürlichen Produkt.

Verwendung bei der heiligen Hildegard von Bingen: »Wer am täglichen Fieber leidet, nehme wilden Majoran, Kampfer und von der Tormentillwurzel mehr wie von beiden anderen, stoße dies zu Pulver, tue dies Pulver beim Beginn des Fieberanfalls in warmen Wein, trinke es so, lege sich ins Bett und schlafe." Die Wärme des Kampfers, der über arabische Kaufleute nach Europa kam und damals fast unbezahlbar war, würde mit der Wärme des Majorans und der Kälte der Tormentillwurzel das Fieber vertreiben. Ein anderes Rezept empfiehlt mannstollen Frauen, etwas Alraunen-Wurzel mit Kampfer zu pulverisieren und »gegen sexuelle Triebhaftigkeit« einzunehmen.

Geschichte: Kampferöl ist eines der bedeutendsten Heilmittel in Ostasien. Nach Europa kam es durch die Vermittlung arabischer Ärzte vermutlich über Spanien 100 oder 200 Jahre vor Hildegards Geburt. Wissenschaftlich beschrieben hat es für Europa als erster der deutsche Arzt und Forschungsreisende Engelbert Kaempfer (1652–1716). Die europäische Arzneimittelindustrie hat den Wirkstoff vielfältig verwendet. Manche Anwendungsgebiete stimmten mit jenen überein, die schon Hildegard vorschlug. Zum Beispiel als »Antaphrodisiakum«, gegen Reizzustände der Geschlechtsorgane bei

Männern wie Frauen, bei Männern auch bei schmerzhaften Erektionen im Zusammenhang mit einer Gonorrhöe. Bei Grippe beeinflußt Kampfer die Atmung, die Wirkstoffe regen das Herz an und erweitern die Lungengefäße. Überdosen können zu Schweißausbrüchen und Bewußtlosigkeit führen. Vergiftungsfälle sind auch heute nicht selten, wenn zum Einreiben bestimmte Kampfer-Präparate getrunken werden.

Verwendete Pflanzenteile: Blätter, Zweige, Holz. Durch Zerkleinern und Destillation wird das Kampferöl gewonnen.

Bekannte Wirkstoffe: Kampferöl.

Wissenschaftlich nachgewiesene Wirkung: Wirkt auf Herz, Lunge und das Kreislaufsystem. Innerlich wird Kampfer jedoch kaum noch angewandt. Äußerlich auf die Haut aufgetragen, reizt Kampfer die intakte Haut, kann verstärkte Durchblutungen und Rötungen hervorrufen. Er kann deshalb bei Rheuma, bestimmten Schmerzzuständen und Frostbeulen helfen. Wirkt antiseptisch.

Verwendung in der modernen Pharmaindustrie: Zusatz bei äußerlich anzuwendenden Mitteln gegen Rheuma sowie bei allen Erkrankungen, bei denen eine verstärkte Hautdurchblutung erwünscht ist. Kampfer enthalten z. B. Franzbranntwein und Kampferspiritus; er ist auch Bestandteil von Tropfen, die bei Kreislaufstörungen helfen können.

Heute mögliche Anwendung der Hildegardrezepte: Beim Kampfer ist man vorwiegend auf die Fertigpräparate der Industrie angewiesen. Für alle Gebiete, die Hildegard in diesem Zusammenhang erwähnte, gibt es heute bessere Arzneimittel. Auch sollten rheumatische Erkrankungen unbedingt vom Facharzt behandelt werden. Als Bestandteil von Franzbranntwein bei Rheuma und Schmerzzuständen ist er jedoch ein gutes Hausmittel.

Beschaffung des Heilmittels: Nur über den Fachhandel.

Bezeichnung im pharmazeutischen Fachhandel: Kampferblätter befinden sich in den Angebotslisten des Vegetabilienhandels unter der Bezeichnung »Camphorae folium«. Kampfer in Alkohol: Spiritus camphoratus.

Kerbel

ist eine besonders gesunde Salatbeigabe

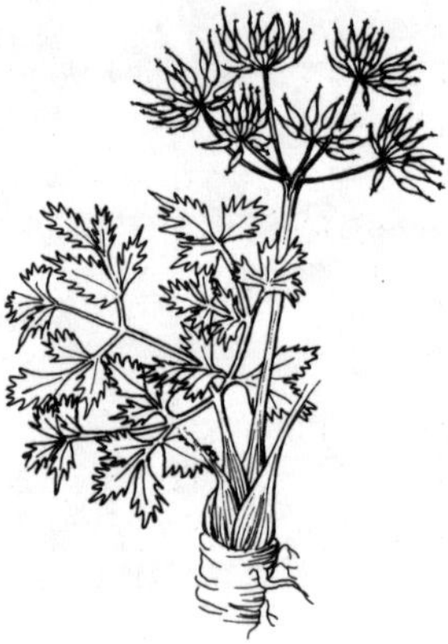

Anthriscus cerefolium L.

Andere Bezeichnung: Gartenkerbel, Gewürzkerbel, Kirwel, Kuchelkraut, Körbel, Suppenkraut.

Beschreibung der Pflanze: Zartes Gewächs aus der Familie der Doldenblütler (Apiaceae). Es wird 20 bis 50 Zentimeter hoch, hat gefiederte Blätter und blüht weiß. Einige der 13 Arten haben auch krause Blätter.

Verwendung bei der heiligen Hildegard von Bingen: Gegen schwerverträgliche, rohe Speisen empfiehlt die Heilige, »Kerbel zu nehmen und etwas weniger Dill, mit Weizenbrot und Essig daraus Kuchen wie einen Gewürzkuchen bereiten und wiederholt davon essen. Denn die milde Kälte des Kerbels treibt den Milzschmerz, der sowohl aus den warmen wie aus den kalten Säften hervorgeht, aus und heilt ihn, wogegen die Kälte des Dills die Milz stärkt und das Weizenbrot die Milz wachsen läßt, der Essig aber sie durch seine Schärfe reinigt.«

Geschichte: Schon die Römer kannten Kerbel als Gewürz- und Heilpflanze. Auch in englischen Kräutersegen kommt er vor. Die Blätter sind wichtiger Bestandteil der europäischen Küche, in Bayern vor allem der »Fastensuppen« (etwa am Gründonnerstag). Johann Rottenhöfer (1806–1872), »Erster Mundkoch Seiner Majestät des Königs Maximilian II. von Bayern«, bereitete zum Beispiel eine solche Fastenkräutersuppe, die auf den vornehmen Speisekarten bei Hofe als »Une panade maigre aux herbes« ausgedruckt wurde, aus vier Eßlöffel feingeschnittenem Gartensauerampfer, drei Eßlöffel feinem Kerbelkraut, etwas feingeschnittener Zwiebel und Petersilie. Die Kräuter wurden in 140 Gramm heißer, frischer Butter gedünstet, dann mit einem halben Liter Wurzelbrühe begossen und mit etwas Salz weich gekocht. Alles kam dann zusammen mit getoastetem Brot und etwas mehr als zwei Litern vorbereiteter Wurzelbrühe (die ebenfalls aus Kerbelkraut, gelben Rüben, Zwiebel, Porree, Sellerie, Sauerampfer und Petersilie zubereitet war) in eine Kasserolle und wurde »verkocht«. Zum Schluß kam noch – Fastenzeit hin oder her – »das Gelbe von sechs Eiern und ein zehntel Liter süßer Rahm« hinzu.

Verwendete Pflanzenteile: Blätter.

Bekannte Wirkstoffe: Ätherisches Öl, Bitterstoffe, Vitamin C, Mineralstoffe.

Wissenschaftlich nachgewiesene Wirkung: Kerbel gilt als Gewürzdroge, deren Inhaltsstoffe die Magensaftabsonderung anregen und die Verdauung fördern. Sie wirken ferner leicht harntreibend.

Verwendung in der modernen Pharmaindustrie: Kaum.

Heute mögliche Anwendung der Hildegardrezepte: Ätherische Öle wirken – wie schon im Hildegardrezept erwähnt – verdauungsfördernd.

Beschaffung des Heilmittels: Kerbel kann wie Petersilie im Garten gezogen werden. Im Handel sind Kerbelkräuter auch getrocknet und »gerebelt« zu bekommen.

Zubereitung: Am wirkungsvollsten ist der Genuß von Kerbel als Salat bzw. als Salatbeigabe oder als Brotaufstrich (etwa mit Quark).

Bezeichnung im pharmazeutischen Fachhandel: Cerefolii herba.

Knoblauch

löst Krämpfe
und kann der Arterienverkalkung vorbeugen

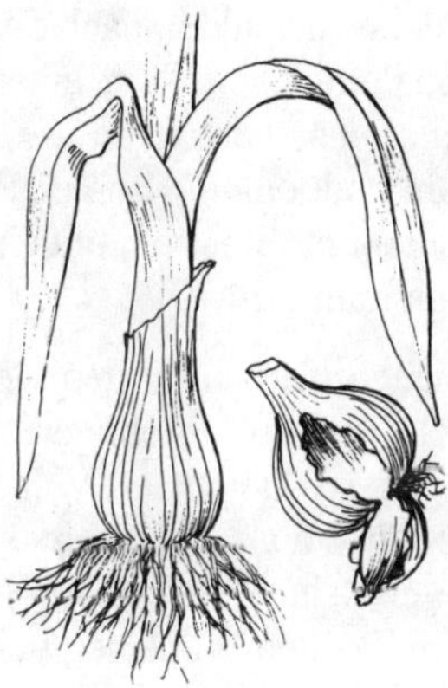

Allium sativum L.

Andere Bezeichnung: Knofel, Gruserich, Knobel, Look.

Beschreibung der Pflanze: Lauchart aus der Familie der Liliengewächse (Liliaceae) mit kugeligen Zwiebeln, die aus mehreren Zehen bestehen. Sie entwickelt bis zu 90 Zentimeter hohe Stengel. Die Blüten sind weißlich-rosenrot.

Verwendung bei der heiligen Hildegard von Bingen: Bei Gelbsucht schlägt die Heilige vor, »Eisenkraut, zweimal soviel Knoblauch wie vom Eisenkraut und vom Pfennigkraut dreimal soviel wie vom Eisenkraut« zu nehmen und alle diese Pflanzen in besten Wein zu legen. »Diesen Wein muß er neun Tage lang nüchtern trinken, nach dem Frühstück aber nur wenig, und von demselben Wein, einem Ei und Fett eine Suppe bereiten und diese verzehren ...« Abends war dann das gleiche Getränk, mit einem »heißen Stahl« angewärmt, zu trinken. Der Patient mußte »sich mit einem warmen Kleide zudecken, damit man schwitzt«.

Geschichte: Knoblauch war schon den Germanen bekannt. In Asien, Nordafrika und im Mittelmeerraum wurde er früh als Heilmittel eingesetzt. Bei vielen Völkern, insbesondere im Osten, gilt die Pflanze als allgemeines Kräftigungs- und Arzneimittel. Wegen seiner Wirkung gegen Bakterien hat man sogar noch im Zweiten Weltkrieg bei der sowjetischen Armee Knoblauchöl wie ein Antibiotikum verwendet.

Verwendete Pflanzenteile: Zehen der Zwiebel.

Bekannte Wirkstoffe: Vowiegend das ätherische Öl mit dem Hauptwirkstoff Allicin. Allicin entsteht beim Zerdrücken der Knoblauchzehen durch das Einwirken von Enzymen. An der Luft oder auch im Körper verändert es sich erneut. Dabei entsteht der typische, oft als unangenehm empfundene Geruch. Außerdem enthalten die Zwiebeln Glykoside, Eiweißstoffe, Vitamine und etwas Schwefel.

Wissenschaftlich nachgewiesene Wirkung: Allicin wirkt gegen Bakterien (und zwar noch in einer Verdünung von 1:100 000) sowie gegen bestimmte Pilze. Außerdem regt Knoblauch die

Gallensaftproduktion an und wirkt krampflösend im Bereich des Magen- und Darmtrakts. Auch eine Erklärung für die bisher von Naturheilkundlern vertretene Meinung, Knoblauch wirke gegen Arterienverkalkung, wurde gefunden. Knoblauch-Wirkstoffe können bei empfindlichen Menschen Allergien verursachen. In größeren Mengen ist das aus den Zehen gewonnene Knoblauchöl gesundheitsschädlich (in erster Linie für Kinder).

Verwendung in der modernen Pharmaindustrie: Bestandteil von Präparaten gegen Verdauungsprobleme sowie von Arzneimitteln zur allgemeinen Kräftigung, Vorbeugung gegen vorzeitiges Altern und Alterungsbeschwerden.

Heute mögliche Anwendung der Hildegardrezepte: Knoblauch ist ein weitverbreitetes Küchengewürz, dessen Verwendung gegen Beschwerden im Magen-Darmbereich vorbeugen kann. Man kann auch mehrmals am Tag eine Zehe Knoblauch vorbeugend essen – etwa auf einem getoasteten Schwarzbrot verrieben. Knoblauchöl kann man auch selbst zubereiten (ein Teil Knoblauchzehen in zwei Teilen Olivenöl eine Woche ziehen lassen und dann abseihen). Tropfen davon kann man im Salat oder beim Kochen verwenden. Natürlich wäre es theoretisch möglich, auch heute noch Knoblauch als Antibiotikaersatz bei der Wundversorgung zu verwenden. Doch die inzwischen entwickelten chemischen Präparate wirken schneller und sind deshalb vorzuziehen.

Beschaffung des Heilmittels: Auf geeigneten Böden kann Knoblauch in warmen Lagen im Garten gezogen werden. Im Handel gibt es ihn im Ganzen, in Scheiben, granuliert und in verschiedenen Graden pulverisiert. Außerdem gibt es »Knoblauch-Pillen«.

Bezeichnung im pharmazeutischen Fachhandel: Allii sativi bulbus.

Königskerze

bekämpft Erkältungen

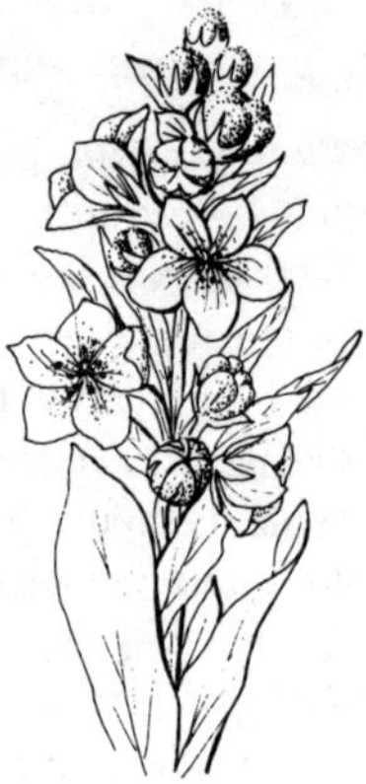

Verbascum thapsiforme Schrad.

Andere Bezeichnungen: Große Königskerze, Wollblume, Himmelbrand, Katzenschwanz, Marienkerze, Wetterkerze, Wurmkraut, Löwenfackel.

Beschreibung der Pflanze: Gehört zur Familie der Braunwurzgewächse (Rachenblütler oder Scrophulariaceae). Aus der Blattrosette treibt sie im zweiten Jahr einen bis zu zwei Meter hohen Stengel, an dem sich dann die typische, bis zu 60 Zentimeter lange Blütenähre mit meist gelben Blüten entwickelt. Ihre Blätter sind dicht mit weißlichen Wollhaaren besetzt.

Verwendung bei der heiligen Hildegard von Bingen: Viele Rezepte enthalten Königskerzenblätter. Bei Lungenschmerzen werden sie zum Beispiel mit anderen Kräutern in gutem Wein gekocht und durch ein Tuch geseiht: »Trinke zwei bis drei Wochen lang ein wenig nüchtern. Ebenso auch kannst du es nach dem Essen trinken, so lange, bis du wieder gesund sein wirst.« Auf die Genitalien gelegte Blätter sollten auch Menstruationsbeschwerden beseitigen. Auch in einem Mittel gegen Bandwürmer sind die Blätter enthalten.

Geschichte: Die Königskerze war früher ein Symbol der Königswürde. Außerdem wurde die Pflanze der Jungfrau Maria zugeordnet. Sie trägt auf vielen Darstellungen eine Königskerze in der Hand, den »Himmelbrand«. In frühen Ärztebüchern wurde sie als Mittel gegen Herpes zoster (»Das heilige Feuer«), Durchfall und Augenentzündungen bezeichnet. Zeitweise galt die Pflanze auch als Zaubermittel.
Eine eigenartige Mischung von Zauberglaube und möglicher Heilwirkung bietet ein altes Passauer Rezept gegen gichtkranke Füße: »Nimm eine gute Handvoll Königskerzenkraut«, wird hier empfohlen, »und ein Stück Kreide von der Größe eines Eis. Die Kreide stoße zu Pulver, gieße auf beides Wasser, worin der Schmied glühendes Eisen gelöscht hat und koche alles zusammen in einem Fischkessel eine halbe Stunde lang. Wenn es lauwarm geworden ist, bade der

Kranke seine Füße darin; endlich grabe man ein Loch in die Erde, schütte Wasser nebst Kreide und Kraut hinein und scharre es wieder zu. Wenn es verfault ist, ist das Podagra (die Gicht) verschwunden ...«

Verwendete Pflanzenteile: Gerade aufgegangene Blüten und Blätter.

Bekannte Wirkstoffe: Flavonoidglykoside Rutin, Hesperidin, Saponine, Schleim.

Wissenschaftlich nachgewiesene Wirkung: Die Flavonoidglykoside wirken harntreibend, der Schleim und die Saponine auswurffördernd und schleimlösend.

Verwendung in der modernen Pharmaindustrie: Bestandteil von Präparaten zur Bekämpfung von Erkältungskrankheiten.

Heutige Anwendung der Hildegardrezepte: Teeaufguß aus den Blütenblättern hilft bei Erkältungen.

Beschaffung des Heilmittels: Apotheken und Kräuterhandlungen.

Zubereitung: Jeweils ein bis zwei Teelöffel Kraut pro Tasse mit heißem Wasser übergießen, zehn Minuten ziehen lassen.

Bezeichnung im pharmazeutischen Fachhandel: Verbasci flos (Blütenblätter), Verbasci folium (Blätter).

Kümmel

besänftigt Oberbauchbeschwerden

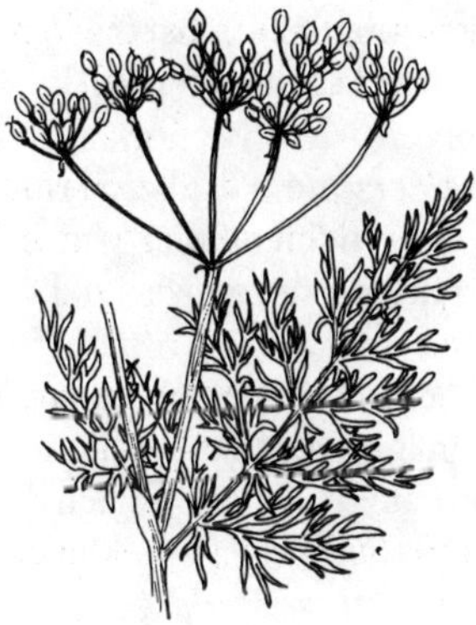

Carum carvi L. (für die bei uns vorkommende Art), Cuminum cyminum L. (für den von Hildegard verwendeten Kümmel).

Andere Bezeichnungen: Kimm (für die bei uns vorkommende Art), Römischer, Ägyptischer, Welscher, Mutter-, Pfaffen- oder Pfefferkümmel (für den von Hildegard empfohlenen).

Beschreibung der Pflanze: Das Kraut aus der Familie der Doldengewächse (Apiaceae, Umbelliferae) wird bis zu einem Meter hoch. Es wächst überall auf Wiesen und an Wegrändern. Typisch ist die Anordnung der Blätter an der gemeinsamen Blattspindel (sie sind »gefiedert«). Die Blüten entwickeln sich an acht- bis 15-strahligen Dolden und sind weiß. Die Früchte, die sich aus ihnen entwickeln, werden bis zu fünf Millimeter lang. Als sogenannte Spaltfrucht (Doppelachäne) zerfällt sie reif in zwei Teile. Kümmel wächst fast überall auf der Nordhalbkugel. Bedeutende Anbaugebiete liegen in der ehemaligen Sowjetunion, in den Niederlanden, in Deutschland traditionell besonders um Nürnberg, Halle und Erfurt. Die heute seltener verwendete Variante des Römischen Kümmels, den Hildegard einsetzte, wird nur etwa 40 Zentimeter hoch, seine Blüten sind weiß bis rötlich. Der Römische Kümmel wird heute noch in Mittelmeerländern kultiviert. Die Körner werden grün geerntet und bekommen ihre typische dunkel- bis graubraune Farbe erst nach dem Trocknen.

Verwendung bei der heiligen Hildegard von Bingen: Kümmel ist Teil eines Rezepts gegen »Herzweh«. Die Heilige verwendet zwar den sogenannten Kreuzkümmel oder Mutterkümmel (Cuminium cyminum), die typischen Wirkstoffe sind jedoch ebenso in der bei uns vorkommenden Pflanze enthalten. Für das recht scharfe Rezept waren sechs Teile weißer Pfeffer mit zwei Teilen Kümmel und einem Teil Bockshornklee zu pulverisieren und einzunehmen; »Kaue dies Pulver mit etwas Brot nüchtern und nach dem Frühstück, bevor du am Herzen die Schwäche merkst oder den ersten Schmerz empfindest.«
Ein anderes Rezept schlägt vor, Kümmel »gegen Erbrechen« anzuwenden. Hier sind es wieder die von der Heiligen so oft vorgeschlagenen kleinen Küchelchen, die »die zu Unrecht

warmen und kalten Säfte, die dem Menschen die Übelkeit bringen, bändigen«. Wörtlich heißt es: »Wer an Übelkeit leidet, nehme Kümmel, den dritten Teil davon Pfeffer und etwa den vierten Teil vom Kümmel Bibernell, pulverisiere dies, nehme reines Weizenmehl, mische das Pulver mit diesem Mehl und bereite daraus mit Eidotter und etwas Wasser kleine Kuchen, entweder im heißen Herde oder unter heißer Asche.« Dieser Kuchen mußte gegessen werden.

Geschichte: Schon Ärzte wie Hippokrates oder der im ersten Jahrhundert lebende Pedanios Dioskurides verwendeten den Römischen Kümmel als Arzneimittel. Hinweise auf Kümmel als Handelsware finden sich zum Beispiel auch in der Bibel – etwa bei Matthäus, 23,23; »Weh euch, ihr Schriftgelehrten und Pharisäer, ihr Heuchler! Ihr gebt den Zehnten von Minze, Dill und Kümmel, doch laßt das Wichtigste im Gesetz außer acht: Gerechtigkeit, Barmherzigkeit und Treue ...« Neben der Verwendung als Gewürz spielt Kümmel seit 500 Jahren vor allem auch als Aromageber von berühmten Schnäpsen wie Aquavit (besonders in Skandinavien) eine Rolle.
Ein nicht selten gebrauchtes deutsches Schimpfwort war »Kümmeltürke«. Dies hat jedoch keinen direkten Bezug zu Kleinasien. Das Wort entstand in Halle, im 18. und 19. Jahrhundert durch seine berühmte Universität ein Mittelpunkt des deutschen Geisteslebens (1754 wurde dort Dorothea Christiana Erxleben der Doktorgrad der Medizin verliehen – sie war die erste Frau, die dies erreichte). Wegen der großen Kümmelanbaugebiete nannte man das Saalegebiet auch »Kümmeltürkei«. Studenten, die von dort kamen und sich offenbar recht aufspielten, wurden »Kümmeltürken« genannt. Ein »Kümmeltürke« ist also ein Angeber.

Verwendete Pflanzenteile: Früchte.

Bekannte Wirkstoffe: Kümmelfrüchte und das daraus destillierte Kümmelöl enthalten ätherische Öle (meist Carvon).

Wissenschaftlich nachgewiesene Wirkung: Die Wirkstoffe helfen bei Blähungen und allen damit verbundenen Beschwerden im Bereich der Verdauungsorgane, aber auch des Herzens und der Galle.

Verwendung in der modernen Pharmaindustrie: Kümmel ist z. B. in pflanzlichen Fertigarzneimitteln enthalten, die angewendet werden bei: Magenbeschwerden, Appetitlosigkeit, Aufstoßen, Völlegefühl, »Meteorismus«, Gärungsdurchfällen u. ä. Als sogenannte Standardzulassung bekamen Kümmelfrüchte in der Darreichungsform Tee die Zulassungsnummer 1109.99.99.

Heute mögliche Anwendung der Hildegardrezepte: Wie vor 800 Jahren wird Kümmel vor allem bei Blähungen, Völlegefühl und Verdauungsbeschwerden angewendet. Selbst die von Hildegard angesprochenen Herzbeschwerden können verschwinden, wenn es sich um solche handelt, die durch den sogenannten »Roemheldschen Symptomenkomplex« ausgelöst werden. Das sind durch starke Blähungen verursachte Herzbeschwerden. Empfohlen werden zwei- bis viermal täglich eine Tasse frisch bereiteter Teeaufguß zwischen den Mahlzeiten.

Beschaffung des Heilmittels: Die Früchte des Kümmels können bei uns im Hochsommer geerntet werden. Die Ware wird vom Arzneimittelhandel jedoch auch lose oder als Filter-Aufgußbeutel angeboten.

Zubereitung: Pro Tasse werden ein bis zwei Teelöffel Kümmel zerdrückt, mit siedendem Wasser aufgegossen und nach 15 Minuten durch ein Teesieb filtriert.

Bezeichnung im pharmazeutischen Fachhandel: Carvi fructus für die Früchte der Kümmelpflanze und Carvi aetheroleum für das daraus gepreßte Öl.

Lavendel

bekämpft Unruhezustände und nervöse Magen- und Darmbeschwerden

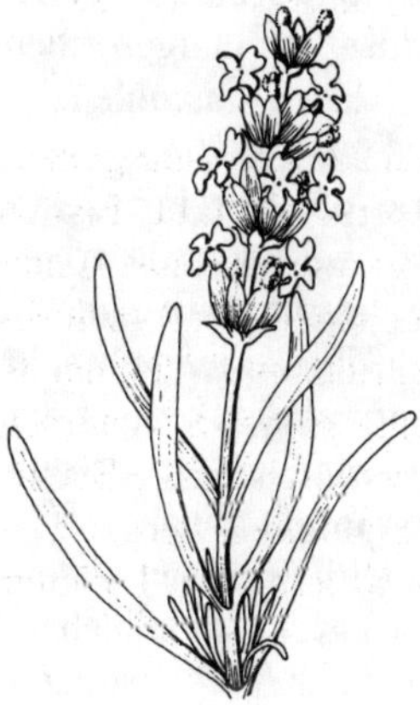

Lavandula officinalis

Andere Bezeichnungen: Flander, Spiklavendel, Balsamblümli, Hirnkraut, Nervenkräutel, Schwindelkraut.

Beschreibung der Pflanze: Halbstrauchartige Pflanze, zu den Lippenblütlern (Labiatae) gehörig, mit kleinen, schmalen Blättern und blauen bis violetten Blüten. Es gibt 20 Arten davon. Im Mittelmeerraum wächst Lavendel wild, bei uns wird er als Zierpflanze angebaut. Die für Arzneimittel verwendete Art ist meist Lavandula latifolia (spica, angustifolia).

Verwendung bei der heiligen Hildegard von Bingen: Die Pflanze wurde u. a. bei Brust- und Lungenleiden sowie als Mittel zur Vertreibung von Läusen empfohlen.

Geschichte: Die Wirkstoffe der Pflanze wurden zuerst als Duftstoffe – als Zusatz bei Badewässern – verwendet. Vom lateinischen »lavare« stammt auch ihr Name. Besonders häufig wuchs Lavendel im südlichen Frankreich. Ein kleiner Ort zwischen Toulon und St. Tropez trägt den Namen Lavandou. Die davor liegende Inselgruppe, die Stoechades, die heute die Hyèrischen Inseln genannt werden und die über und über mit Lavendel bewachsen waren, bekamen ihren Namen nach der Art Lavandula stoechas L. (Schopflavendel). Schon die Frauen der Antike badeten in mit Lavendelwirkstoffen versetztem Wasser. Die mitteleuropäischen Damen verlangten ebenfalls danach, weil »l'eau de lavande harte Männer weich mache«, und in Wien gab es noch um die Jahrhundertwende »Lavendelweiber«, die ihre Büschel anboten.
Als ausgesprochenes Aphrodisiakum war Lavendel – wie man schon im Mitteltalter wußte – nicht zu gebrauchen. Schon früh erkannte man seine beruhigende Wirkung auf das Liebesleben. Lavendel wird in einem 1485 in Mainz erschienenen »Gart der Gesundheit« der Muttergottes zugeordnet und wegen der Eigenschaft gelobt, »unkeusche Gelüste« zu vertreiben.
Das Lavendelöl, das aus den Blüten gewonnen wurde, ver-

wendete man bei Migräne, nervösen Störungen, Rheuma und vor allem natürlich bei der Seifen- und Parfümherstellung. Für das beliebte Lavendelwasser zum Einreiben wurden 175 Gramm Lavendelöl mit vier Litern Alkohol vermischt.

Verwendete Pflanzenteile: Blüten.

Bekannte Wirkstoffe: Ätherisches Lavendelöl, mit vorwiegend Linalylacetat, sowie Linalool, Campher u. a.

Wissenschaftlich nachgewiesene Wirkung: Lavendelöl beruhigt, wirkt krampflösend, fördert den Gallenfluß.

Verwendung in der modernen Pharmaindustrie: Lavendelblüten oder Wirkstoffe daraus sind Bestandteil von Präparaten, die bei Schlaflosigkeit, Übererregbarkeit und Reizzuständen angewandt werden. Ein anderes, bei Lungentuberkulose verwendetes Medikament besteht aus Lavendelöl und steigert nach wissenschaftlichen Beobachtungen die Wirksamkeit der Tuberkulostatica (Mittel gegen TBC). Als sogenannte Standardzulassung bekamen Lavendelblüten in der Darreichungsform Tee die Zulassungsnummer 1119.99.99.

Heute mögliche Anwendung der Hildegardrezepte: Lavendelwirkstoffe gibt es heute in getrocknet gehandelten Blüten, ätherischem Öl und alkoholischen Auszügen. Sie werden besonders als Beruhigungstees bei Unruhezuständen, Einschlafstörungen, Appetitlosigkeit sowie funktionellen Oberbauchbeschwerden (nervöser Reizmagen, »Roemheldsyndrom«, das Herzbeschwerden betrifft, die durch Blähungen oder zu stark gefüllten Magen verursacht werden), Meteorismus und nervösen Darmbeschwerden eingesetzt. Empfohlen wird mehrmals täglich, besonders aber abends vor dem Schlafengehen, eine Tasse frisch bereiteter Tee.
Die Droge läßt sich aber auch äußerlich anwenden – als Erfrischung bringendes Einreibemittel. Lavendelblüten sind

auch ein beliebter Bestandteil von Kräuterkissen. Sie vertreiben – wie schon Hildegard von Bingen bemerkte – bestimmte Insekten. Der für Menschen angenehme Duft scheint sie abzustoßen.

Beschaffung des Heilmittels: Lavendelblüten müssen vor der vollständigen Entfaltung geerntet werden. Der Kräuterhandel und die Apotheken bieten verschiedene Qualitäten der getrockneten Blüten an (»blau, Extra französisch, tiefblau« usw.). Sie sollen vor Licht und Feuchtigkeit geschützt aufbewahrt werden. Ebenso gibt es Lavendelöl, Lavendelgeist und Lavendelwasser als Fertigprodukt.

Zubereitung: Für Tees nimmt man einen oder zwei Teelöffel getrocknete Blüten pro Tasse, übergießt sie mit 150 Milliliter Wasser, läßt sie zehn Minuten ziehen und seiht dann alles durch ein Teesieb. Um einen selbst zubereiteten Badezusatz zu gewinnen, kann man zwei, drei Eßlöffel Lavendelblüten in einem Liter Wasser kochen, etwas ziehen lassen und dann dem Bad zusetzen.

Bezeichnung im pharmazeutischen Fachhandel: Lavandulae flos (Blüten). Es gibt sie in den unterschiedlichsten Qualitätsformen. Ausgewählte Blüten (Lavanduale flos electus blau) sind zehnmal so teuer wie »Industrieware«.

Lein

Das sanfte Abführmittel
Nicht bei Darmverschluß! Bei entzündlichen Darmerkrankungen nur im verquollenen Zustand anwenden! Überdosierungen können schaden.

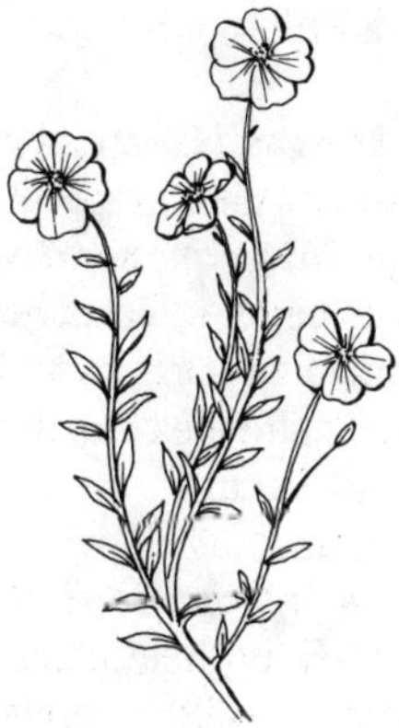

Linum usitatissimum L. (Stammpflanze)

Andere Bezeichnungen: Flachs, Flachshaar, Flachsbeere, Glix, Haarlinsen, Leinbleaml.

Beschreibung der Pflanze: Bis über einen Meter hohe Pflanze aus der Ordnung der Leingewächse (Linaceae). Am Stengel wachsen schmale, lanzettartige Blätter. Aus den meist blauen Blüten (es gibt auch andere Arten) entstehen – hauptsächlich durch Selbstbestäubung – vier bis sieben Millimeter lange Früchte, die Leinsamen. Rund 140 Arten sind über die gemäßigten Zonen der gesamten Erde verbreitet. Als Kulturpflanzen wurden zwei verschiedene Arten gezüchtet: eine liefert besonders gute Fasern, die andere ölreichere Samen.

Verwendung bei der heiligen Hildegard von Bingen: Bei Seitenschmerzen wird eine Auflage aus Leinsamen, Pfirsichbaumharz und Mistelsaft empfohlen, die mit Hirschmark vermischt wird. Auch bei der Nachbehandlung von Milzschmerzen wird Leinsamen aufgelegt. Nach der Einnahme von u. a. aus Kerbel bestehenden Küchlein (vgl. bei Kerbel) soll man Leinsamen »in einem Tiegel kochen, dann aus dem Tiegel herausnehmen, und, nachdem das Wasser abgepreßt ist, in ein kleines Säckchen gefüllt, mit dem Säckchen auf die Milzgegend auflegen, so heiß, wie es zu ertragen ist«. Der Leinsamen sei warm und schleimig und würde mit seiner Wärme und Feuchtigkeit die Milz berühren und gesund machen.

Geschichte: Lein ist eine der ältesten Kulturpflanzen. Spuren davon fanden sich bei Schweizer Pfahlbauten (4000 bis 3000 vor Christus). Auch die Ägypter kannten ihn. Bei den Germanen war er der Göttin Frigg geweiht (auf die der Name Freitag zurückgeht). Seit 2500 Jahren wird Leinsamen auch in Europa medizinisch genutzt. Bis ins 18. Jahrhundert war der Lein- bzw. Flachsanbau eine der Stützen der bäuerlichen Wirtschaft. Die von Juni bis August blau blühenden Felder kennzeichneten die Landschaft. Jetzt ist das Gewächs bei uns fast völlig verschwunden. Große Anbaugebiete gibt es dagegen in Ungarn, Rußland, Kanada, den USA, Argentinien und Indien (wo die Pflanze seit alters auch in der Ayurveda-Medizin verwendet wird).

Verwendete Pflanzenteile: Die reifen Samen.

Bekannte Wirkstoffe: Etwa sieben bis zehn Prozent Schleim, rund 40 Prozent fettes Öl (Linolsäure, Ölsäure, Palmitinsäure), Eiweiß, Faserstoffe, Mineralien und Spurenelemente, ferner sogenannte cyanogene (= blausäurebildende) Glykoside, die jedoch ohne Bedeutung sind, da die entstehende Blausäure vom Körper sofort wieder abgebaut wird.

Wissenschaftlich nachgewiesene Wirkung: Der in den Samen des Leins enthaltene Schleimstoff dehnt sich und reizt die Darmnerven im Darm, schützt aber die empfindliche Schleimhaut. Er gilt als mildes Abführmittel und Heilpräparat bei einfachen Magen- und Darmverstimmungen. Leinsamenöl wirkt äußerlich angewandt reizmildernd.

Verwendung in der modernen Pharmaindustrie: Schonkostmittel bei Erkrankungen der Verdauungsorgane, Bestandteil von Medikamenten gegen Gastroneurosen, Meteorismus. Bestandteil von Präparaten zur Behandlung von Ekzemen, Schuppenflechte u. a. 1982 bekam der Leinsamen die sogenannte Standardzulassung unter der Nummer 1099.99.99.

Heute mögliche Anwendung der Hildegardrezepte: Übrig geblieben aus der Zeit der Äbtissin von Bingen ist noch die äußerliche Anwendung von Leinsamen, Brei (Schleim, der durch Kochen der Samen entsteht) wird in der Volksmedizin bei Geschwüren und Schuppenflechte aufgelegt. Auch in Lehrbüchern über die Anwendung der Heilpflanzen in der ärztlichen Praxis findet sich ein äußerlich anzuwendendes Leinsamen-Rezept, das sich in der Zubereitung von jenem der heiligen Hildegard nicht sehr unterscheidet.

Wesentlich gebräuchlicher ist die in den bisher entdeckten Schriften der Heiligen nicht aufgeführte innerliche Verwendung bei Magen- und Darmproblemen. Mit diesem Quellstoff-Abführmittel behandelt man Verstopfungen und funktionelle Darmerkrankungen (Colon irritabile). Als Schleimzubereitung unterstützt Leinsamen nach der Standardzulassung die Behandlung von entzündlichen Magen-Darm-Erkrankungen.

Empfohlen werden zwei- bis dreimal täglich ein Eßlöffel voll Leinsamen unzerkleinert oder auch frisch geschrotet mit reichlich Flüssigkeit zu den Mahlzeiten. Wird zuwenig dazu getrunken, können Blähungen auftreten. Erst nach zehn bis 24 Stunden ist bei diesem sanften Mittel mit einer Wirkung zu rechnen.

Beschaffung des Heilmittels: Reife Samen werden im Herbst gedroschen. Die Industrie hat inzwischen jedoch für den medizinischen Gebrauch spezielle Leinsamen-Sorten gezüchtet, die stärker aufquellen als gewöhnliche Sorten. Ganze Leinsamenkörner sind besser geeignet als geschrotete, denn die ganzen Körner quellen erst im Darm auf – und üben den erwünschten »Dehnungsreiz« auf die Darmnerven aus – und nicht schon im Magen. Sie sind im Handel erhältlich. Leinsamen werden kleiner und großkörniger angeboten. Großkörnige sind zwar teurer, nach neuesten Forschungen aber nicht so reich an Wirkstoffen wie die kleineren. Außerdem gibt es Leinsamenmehl.

Zubereitung: Leinsamenkörner können zur Anregung der Verdauung als ganze Körner gegessen werden. Zur Schleimabkochung bei einer Magenverstimmung wird etwa ein Eßlöffel Leinsamen in eine Tasse kaltes Wasser gegeben. Nachdem die Körner gequollen sind, läßt man das ganze aufkochen und dann zehn Minuten ziehen. Man kann entweder nur den Schleim oder auch den ganzen Inhalt des Topfs essen.

Bei Entzündungen, Geschwüren, Schwellungen, Rheuma kann man die Leinsamen in ein Säckchen (am besten aus Leinen) füllen, darin zehn Minuten in heißem Wasser aufquellen lassen und auf die kranke Stelle legen.
Auch bei Schwitzpackungen kranker Kinder bewährt sich Leinsamen. Dafür werden Leinsamen (oder Leinsamenmehl) zu einem Brei gerührt, etwa zwei Finger dick auf ein Leinentuch gegeben, über Wasserdampf erhitzt, dann – nicht allzu heiß (!) – auf dem kleinen Patienten mit einem Verband befestigt und eine Stunde lang darauf gelassen. Hier muß berücksichtigt werden, daß der Leinsamenbrei die Hitze sehr stark hält. Also mit der Wange prüfen, ob das ganze nicht zu heiß ist. Zugleich sollte das Kind viel trinken.

Bezeichnung im pharmazeutischen Fachhandel: Lini semen totum (ganze Körner), Lini semen contusum (gequetscht), Lini semen pulv. (pulverisiert).

Liebstöckel

hilft bei Sodbrennen und Aufstoßen

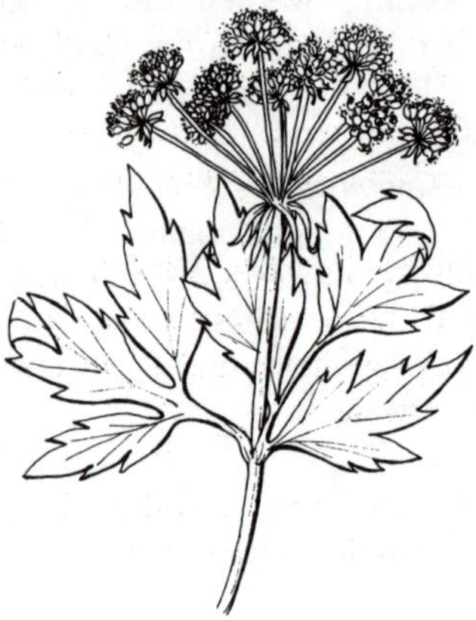

evisticum officinale Koch.

Andere Bezeichnungen: Badekraut, Leppstock, Saukraut, Leberstockkraut, Luststöckel, Maggikraut, Wasserkräutel.

Beschreibung der Pflanze: Ein bis zwei Meter hohes Kraut aus der Familie der Doldenblütler (Apiaceae) mit dunkelgrünen Blättern, die vorwiegend in der Küche verwendet werden. Es blüht gelblich, die Früchte sind eiförmig. Für die Arzneizubereitung sind heute vor allem die Wurzeln von Bedeutung, sie sind sehr weich und schmecken bitter.

Verwendung bei der heiligen Hildegard von Bingen: Liebstöckel ist in einem Rezept gegen Lungenschmerzen und in einer heute schwer nachvollziehbaren Arznei bei Wassersucht enthalten (zusammen mit Basilikum und aus einem vom männlichen Pfau gewonnenen Pulver).

Geschichte: Uralte Heilpflanze, die schon den Römern bekannt war. Irrtümlicherweise wurde das Kraut im Mittelalter auch »Liebesstock« genannt und – mit wenig Erfolg – als Aphrodisiakum verwendet.

Verwendete Pflanzenteile: Für Gewürze die Blätter, als Arzneimittel vorwiegend der Wurzelstock.

Bekannte Wirkstoffe: Im Wurzelstock ätherisches Öl, das zu 70 Prozent aus Phthaliden besteht, sowie Cumarin, Umbelliferon, Vitamine, Harze. Das Kraut enthält viel geringere Wirkstoffe.

Wissenschaftlich nachgewiesene Wirkung: Harntreibend, blähungstreibend, auch menstruationsfördernd.

Verwendung in der modernen Pharmaindustrie: Etwa Bestandteil von Präparaten, die harntreibend wirken und als Beigabemittel bei Arzneien gegen Wassersucht. Für viele Kräuterschnäpse und Liköre werden Liebstöckel-Extrakte ebenfalls benötigt. Als sogenannte Standardzulassung bekamen Liebstöckel-Wurzeln in der Darreichungsform Tee die Zulassungsnummer 1569.99.99.

Heute mögliche Anwendung der Hildegardrezepte: Teebereitung bei Verdauungsbeschwerden wie Aufstoßen, Sodbrennen und Völlegefühl.

Gegenanzeigen: Tee aus Liebstöckelwurzel soll bei Entzündungen der Niere und der ableitenden Harnwege sowie bei eingeschränkter Nierentätigkeit nicht angewendet werden.

Beschaffung des Heilmittels: Kann im Garten wie Petersilie gezogen werden. Außerdem werden getrocknete Liebstöckel-Blätter, -Wurzeln und die ebenfalls Wirkstoffe enthaltenden Samen der Pflanze gehandelt.

Zubereitung: Ein bis zwei Teelöffel (zwei bis drei Gramm) Liebstöckelwurzel werden mit siedendem Wasser (ca. 150 Milliliter) übergossen und nach etwa zehn bis 15 Minuten durch ein Teesieb geseiht. Soweit nicht anders verordnet, wird mehrmals täglich eine Tasse frisch zubereiteter Teeaufguß zwischen den Mahlzeiten getrunken.

Bezeichnung im pharmazeutischen Fachhandel: Levistici herba (Liebstöckelkraut getrocknet), ganz (tota), geschnitten (concisa), gerebelt oder pulverisiert. Levistici radix (Liebstöckelwurzel) oder Levistici fructus (Liebstöckelsamen).

Lorbeer

Sein Öl fördert die Hautdurchblutung

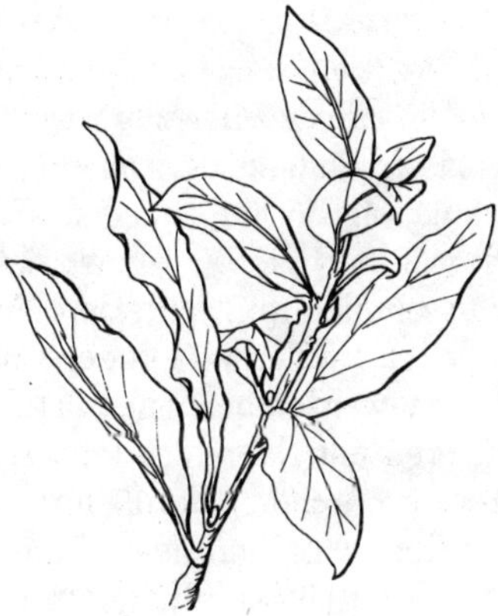

Laurus nobilis L.

Andere Bezeichnungen: Echter Lorbeerbaum.

Beschreibung der Pflanze: Fünf, unter günstigen Umständen bis zu 20 Meter hoher Baum aus der Gattung der Lorbeergewächse (Lauraceae). Typisch sind die neun bis zehn Zentimeter langen, lanzettförmigen, grünlichen, leicht lederartigen Blätter, die als Gewürz verwendet werden. Aus den grünlich – oder gelblichweißen Blüten entwickeln sich die Lorbeeren. Die Pflanze stammt aus dem Orient, wurde schon um die Zeitenwende im Mittelmeerraum kultiviert und kam dann als nicht winterharte Zierpflanze nach Mitteleuropa.

Verwendung bei der heiligen Hildegard von Bingen: Bewußtlose bekamen eine Auflage aus Lorbeerpulver. Außerdem sollte es bei Ejakulationsstörungen helfen. »Wenn ein Mann einmal derartig geschlechtlich erregt ist, daß der Schaum zwar bis zum Ausscheidungsglied gelangt, im Körper aber durch irgendwelches Hindernis zurückgehalten wird und dadurch schwach zu werden begonnen hat ...«, so sollte er im Winter Lorbeeren mit Diptam zu Pulver stoßen und es mit Wein trinken. Im Sommer bevorzugte die Heilige die frischen Kräuter der Raute und des Wermuts. Ein drittes Rezept empfahl Lorbeer als Mittel gegen den Zorn. Lorbeer war mit Salbei und Majoran zu trocknen, zu pulverisieren, in kaltem Wein aufzulösen; damit waren Stirn, Schläfen und Brust einzureiben.

Geschichte: Lorbeer war wegen seines aromatischen Geruchs ein sogenannter »Götterbaum«. Der Duft seiner Zweige vertrieb den Geruch von Moder und Verwesung. Die Griechen weihten den Lorbeer deshalb Apoll, dem Gott des Lichts, Sohn des Zeus und der Leda. Apoll hatte einen Lorbeerzweig in der Hand, als er in Delphi einzog, der Lorbeerkranz wurde zur Triumphkrone. In der christlichen Welt bekamen Verstorbene Lorbeerblätter als Lebenssymbol mit. Nach altem Aberglauben erhielt ein Kind schöne Augen, wenn die Mutter täglich eine Lorbeerbeere aß. Man rechnete die Pflanze auch zu den Aphrodisiaka.

Verwendete Pflanzenteile: Vorwiegend Blätter.

Bekannte Wirkstoffe: Ätherisches Öl, Glykoside und Bitterstoffe.

Wissenschaftlich nachgewiesene Wirkung: Die Inhaltsstoffe regen die Verdauung an. In schwacher Dosierung können sie bei Menstruationsstörungen helfen, in hohen Dosen schaden (als Abtreibungsmittel wirken). Äußerlich angewandt, fördern die Wirkstoffe die Durchblutung der eingeriebenen Hautbezirke.

Verwendung in der modernen Pharmaindustrie: Bestandteil von Salben usw. zur Behandlung von rheumatischen Störungen sowie Durchblutungsstörungen. Außerdem werden aus den Lorbeerblättern homöopathische Präparate zur Behandlung von Magenbeschwerden hergestellt.

Heute mögliche Anwendung der Hildegardrezepte: Das Lorbeeröl läßt sich zum Einreiben bei allen Beschwerden verwenden, bei denen eine stärkere Durchblutung der Haut erwünscht ist. Als Hausmittel wird auch ein Teeaufguß aus Lorbeerblättern bereitet.

Beschaffung des Heilmittels: Im Fachhandel.

Bezeichnung im pharmazeutischen Fachhandel: Lauri nobilis folium (Lorbeerblätter), Lauri fructus (Lorbeerbeeren) sowie Lauri aetheroleum (Lorbeeröl).

Lungenkraut

ein Zugabemittel bei Grippe

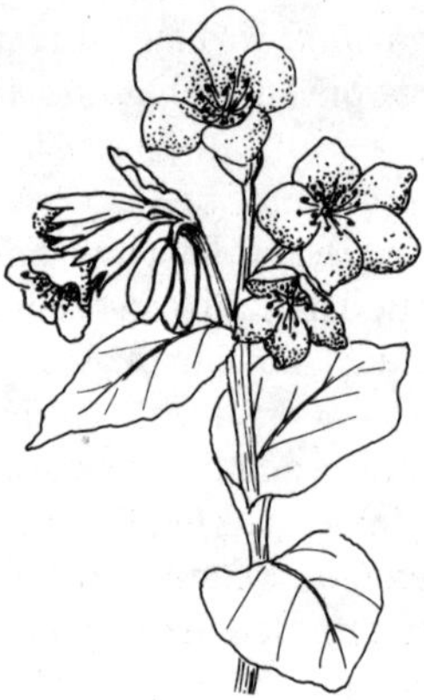

Pulmonaria officinalis L.

Andere Bezeichnungen: Adam und Eva, Hänsel und Gretel, Fleckenkraut, Hirschkohl, Schwesternkraut, Frauenmilchkraut.

Beschreibung der Pflanze: Bis zu 20 Zentimeter hohes Kraut aus der Gattung der Borretschgewächse (Boraginaceae). Die Blätter sind groß, gestielt und haben weiße Flecken. Die Blüten sind erst rot, dann blauviolett, gelegentlich auch weiß. In der Blütezeit finden sich an einer Pflanze oft gleichzeitig noch rote und schon blauviolette Blüten.

Verwendung bei der heiligen Hildegard von Bingen: Bei Lungenschmerzen soll der Mensch »Lungenkraut nehmen und mit Wasser kochen … das so Gekochte in einen Topf füllen, und durch ein Sieb seihen und im Laufe der Woche trinken«. Ein anderes Mal wird die Heilpflanze benötigt, »damit der Mensch Sinnenlust und fleischliches Begehren bei sich zum Erlöschen bringe«.

Geschichte: Lungenkraut zählte zu den Marienpflanzen. Wie die weißen Streifen in der Mariendistel sollen auch die weißen Flecken auf den Grundblättern der Legende nach entstanden sein, als Muttermilch der Muttergottes beim Stillen des Jesuskindes darauftropfte. Im Mittelalter wurde die Pflanze bei schweren Erkrankungen der Lunge eingesetzt. Dafür gibt es jedoch keine pharmakologische Begründung.

Verwendete Pflanzenteile: Blühendes Kraut.

Bekannte Wirkstoffe: Schleimstoffe, Gerbstoffe, nur sehr wenig Saponine.

Wissenschaftlich nachgewiesene Wirkung: Gerbstoffe wirken stopfend. Der Saponingehalt ist jedoch sehr gering, so daß Lungenkraut bei Lungenkrankheiten im weiteren Sinn (etwa Husten) auch nur geringfügig wirken kann. R. F. Weiß schreibt in seinem Lehrbuch: »Trotz seiner alten Wertschätzung können wir ihm keine erhebliche praktische Bedeutung zuerkennen, wenigstens nicht als auswurffördernndes Mittel.«

Verwendung in der modernen Pharmaindustrie: Bestandteil zahlreicher Präparate gegen katarrhalische Bronchialerkrankungen, akute und chronische Bronchitis, Heiserkeit, Reizhusten, Zugabemittel bei Asthma und Grippe.

Heute mögliche Anwendung der Hildegardrezepte: Tee bei Erkältungen und Husten – aber mit den erwähnten Einschränkungen.

Beschaffung des Heilmittels: Lungenkraut wächst in unseren Wäldern noch häufig. Getrocknetes Kraut liefern Apotheken und Kräuterhandlungen.

Zubereitung: Etwa ein Teelöffel getrocknetes Kraut pro Tasse mit heißem Wasser übergießen, zehn Minuten ziehen lassen.

Bezeichnung im pharmazeutischen Fachhandel: Pulmonariae officinalis herba.

Malve

dient auch als Erkältungstrunk

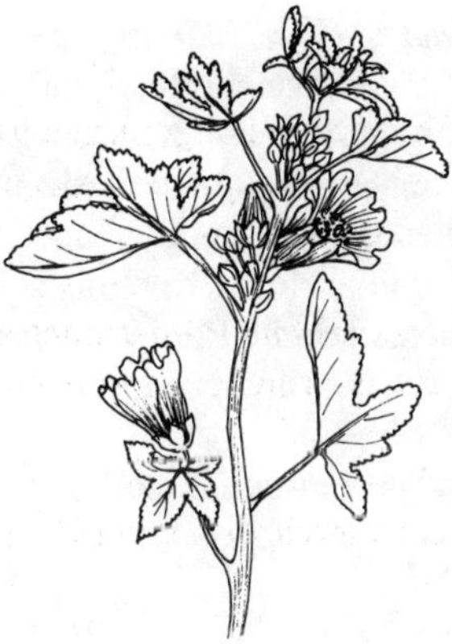

Malva silvestris L.

Andere Bezeichnungen: Wilde Malve, Roßpappel, Waldmalve, Hanfpappel, Käsepappel.

Beschreibung der Pflanze: Gehört zur Familie der Malvengewächse (Malvaceae) und wird etwas mehr als einen Meter hoch. Die Blätter bestehen aus fünf Lappen, die Blüten sind hellrot. Nur halb so hoch wird die Wegmalve (Malva neglecta oder Malva vulgaris). Insgesamt umfassen die Malvengewächse 1500 Arten. Zu einer anderen Gattung der Malvengewächse gehört der Eibisch (siehe dort).

Verwendung bei der heiligen Hildegard von Bingen: Wenn »die Schwarzgalle, von den mancherlei Fiebern berührt, das Gehirn des Menschen schmerzen macht, soll er Malve nehmen und zweimal soviel Salbei, in einem Mörser zu einem Mus zerstoßen und dieses mit etwas Olivenöl besprengen ... und dies von der Stirn über den Wirbel bis zum Hinterkopf hin auflegen«. In einem anderen Rezept werden Malvenwurzeln »gegen Gift und Zaubersprüche« empfohlen.

Geschichte: Seit 2500 Jahren ist die Malve als Heilmittel im Gebrauch.

Verwendete Pflanzenteile: Blüten und Blätter, auch Wurzeln.

Bekannte Wirkstoffe: Schleim, Gerbstoffe, ätherisches Öl.

Wissenschaftlich nachgewiesene Wirkung: Schleimlösend und entzündungswidrig.

Verwendung in der modernen Pharmaindustrie: Bestandteil medizinischer Bäder und Tees. Als sogenannte Standardzulassung bekamen Malvenblätter in der Darreichungsform Tee die Zulassungsnummer 1579.99.99.

Heute mögliche Anwendung der Hildegardrezepte: Tee zur Reizlinderung bei Schleimhautentzündungen im Mund- und

Rachenraum und im Magen-Darm Bereich sowie bei Katarrhen der oberen Luftwege.

Beschaffung des Heilmittels: Die Wilde Malve ist bei uns sehr selten geworden. Importierte oder aus Anbaugebieten stammende getrocknete Blätter und Blüten führt der Fachhandel.

Zubereitung: Ein bis zwei Löffel Malvenblüten und Malvenblätter pro Tasse mit heißem Wasser übergießen, zehn Minuten ziehen lassen. Malventee wird auch als Fertigprodukt in Aufgußbeuteln angeboten.

Bezeichnung im pharmazeutischen Fachhandel: Malvae flos (für die Blüten), Malvae folium (für die Blätter).

Mariendistel

Ihre Körner können die Leber schützen

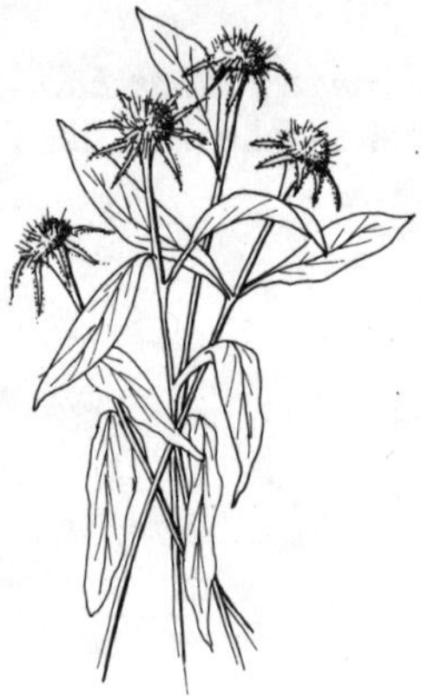

Silybum marianum (L.) Gaertn.
Carduus marianum L.

Andere Bezeichnungen: Fieberdistel, Magendistel, Stechkörner, Christi Krone, Frauendistel, Mariendistel.

Beschreibung der Pflanze: Eine einen Meter, unter Umständen auch höher werdende Distel aus der Familie der Korbblütler (Asteraceen). Typisch sind die großen, sternförmig angeordneten Grundblätter, die mit Stacheln bewehrt und von weißen Adern durchzogen sind. Der Legende nach stammen sie von der herabtropfenden Milch der Muttergottes, als sie das Jesuskind stillte. Auf der roten Blüte entwickeln sich die Früchte, die »Marienkörner«.

Verwendung bei der heiligen Hildegard von Bingen: Empfohlen wurde das Kraut bei »Seitenstechen« (Leber!) und Herzstechen.

Geschichte: Schon seit fast 2000 Jahren wird die Mariendistel bei Leberbeschwerden verordnet. In allen berühmten Kräuterbüchern des Mittelalters wurde dies erwähnt.
Vom italienischen Arzt Pietro Andrea Mattioli (1500–1577), dem Leibarzt Kaiser Ferdinands und Maximilians II., gibt es eine Aufzählung der Beschwerden, bei denen die Mariendistel helfen konnte:

»Die Wurzel in Wasser gesotten
und davon getrunken
öffnet die Verstopfung der innerlichen Glieder
hilft also wider die Seuche des Wassers und der
Gelbsucht,
treibt den verstandenen Harn,
und der Frauen Zeit,
reinigt die Nieren von Sand und Stein.
Das Wasser von den Blättern gebrannt,
und ein ziemlicher Trunk davon getan,
bringt gute Hilfe wider das Seitenstechen.
Besser ist es aber,
so man ein halbes Quentlein

des zerstoßenen Samens dazu tut.
Solche Arznei dienet auch wider die Pestilenz
und was giftig im Leib ist
muß dadurch räumen.
Die Wurzel in Essig gesotten,
im Mund gehalten,
ist für Zahnweh.«

Auch Mattioli erwähnt zweimal die »Leberschutzwirkung«. Später geriet die Heilpflanze in Vergessenheit. Nur der Arzt Johann Gottfried Rademacher (1772–1849) propagierte sie und fertigte daraus die sogenannte »Rademachersche Tinktur«, die bei Leber-, Milz- und Gallenleiden verwendet wurde. Rademacher galt jedoch zu seiner Zeit als ausgesprochener Außenseiter – was schon aus dem Titel seines Lebenswerks hervorgeht: »Rechtfertigung der von den Gelehrten mißkannten, verstandesrechten Erfahrungsheillehre der alten scheidekünftigen Geheimärzte«. Die Krankheit war für ihn ein »unerforschliches Ergriffensein des Lebens«, das sich in der Krankheit einzelner Organe äußert. Neben drei Universalmitteln (Kupfer, Eisen, Salpeter) hatte er für jedes Organ ein Heilkraut oder Heilmittel. Für die Leber war dies – nicht unzutreffend, wie sich später herausstellte – die Mariendistel. Erst zwischen den beiden Weltkriegen interessierte sich die Wissenschaft wieder für diese hilfreiche Pflanze. Und 1968 gelang es dann, das Silibinin zu isolieren, jenen Hauptwirkstoff der Mariendistel, der die Leber »schützt«. Eine andere Bezeichnung für den Wirkstoff ist »Silymarin«, den der Münchner Professor Hildebert Wagner für die Gruppe der Mariendistel-Inhaltsstoffe als »übergeordneten Begriff« wählte.
Untersuchungen am Münchner Max-Planck-Institut und in anderen Laboratorien ergaben, daß dieser Stoff doppelt wirkt. Er »beeinflußt die Membran der Leberzelle. Es kommt zu einer Abdichtung. Silymarin stabilisiert die Membran der Leberzelle gegen das Eindringen von Giftstoffen. Störende Einflüsse, krankheitserregende Ursachen und Gifte können

nicht mehr angreifen« (so Professor Wagner). Außerdem wird die Umwandlung von Kohlenhydraten und Eiweiß in eine vom menschlichen Organismus verwertbare Form so verbessert, daß sich das kranke Organ schnell wieder erholt. Schon 1949, lange bevor man den Wirkstoff darstellen konnte, wurden mit der Mariendistel beachtliche Heilerfolge bei Vergiftungen durch Tetrachlorkohlenstoff erzielt. Am eindrucksvollsten sind jedoch die Ergebnisse von Behandlungen bei Knollenblätterpilzvergiftungen.
Diese Giftpilze enthalten Amanitin oder Phalloidin. Beides zerstört die Leber, führt bei rund einem Viertel aller Betroffenen unrettbar zum Tod (bei Kindern sogar bei 50 Prozent). Eine fünf Länder umfassende Studie ergab, daß alle Patienten, die mit dem neuen, isolierten Wirkstoff Silibinin behandelt wurden, überlebten.
Allerdings kann man nicht hundertprozentig beweisen, daß die Giftopfer ausschließlich durch die Mariendistel gesund wurden. Kein Arzt kann verantworten, einen Kranken nur mit diesem einzigen Medikament zu behandeln – so sehr er auch an dessen Wirksamkeit glaubt. Wer mit Knollenblätterpilzvergiftung in die Klinik kam, wurde natürlich zugleich mit allen bisher möglichen Therapien bedacht. Er bekam Magenspülungen, Blutwäsche, gegebenenfalls Austauschtransfusionen, Vitamine, Penicillin, Ampicillin usw. In Tierversuchen ließ sich eindeutig beweisen, daß die Früchte der Mariendistel helfen.

Verwendete Pflanzenteile: Mariendistelfrüchte (Marienkörner).

Bekannte Wirkstoffe: Leberschutzstoff Silymarin, bestehend aus Silybin, Silydianin, Silychristin, aber auch ätherisches Öl, Histamin, Bitterstoffe, Schleim und fettes Öl.

Wissenschaftlich nachgewiesene Wirkung: Leberschutzwirkung und beschleunigte Regenerationsfähigkeit des Organs.

Verwendung in der modernen Pharmaindustrie: Bestandteil eines aus dem Silymarinkomplex bestehenden Medikaments zur Behandlung von akuten und chronischen Leberkrankheiten. Ferner Bestandteil vieler herkömmlicher Pflanzenpräparate zur Behandlung von gestörten Leber- und Gallenfunktionen. Als sogenannte Standardzulassung bekamen Mariendistelfrüchte in der Darreichungsform Tee die Zulassungsnummer 1589.99.99.

Heute mögliche Anwendung der Hildegardrezepte: Vorbeugender Genuß von Teeaufguß als »Leber- und Galle-Schutztee«. Die Standardzulassung sieht als Anwendungsgebiet lediglich »leichte Verdauungsbeschwerden« vor.

Beschaffung des Heilmittels: »Leber-Galle-Schutztees«, die Mariendistelfrüchte enthalten, gibt es gebrauchsfertig im Handel. Man kann die Samen aber auch lose kaufen.

Zubereitung: Etwa einen Teelöffel pro Tasse mit heißem Wasser überbrühen, 20 Minuten ziehen lassen und mehrmals am Tag trinken.

Bezeichnung im pharmazeutischen Fachhandel: Cardui Mariae fructus.

Melisse

Nach ihr ist der berühmte »Geist« benannt

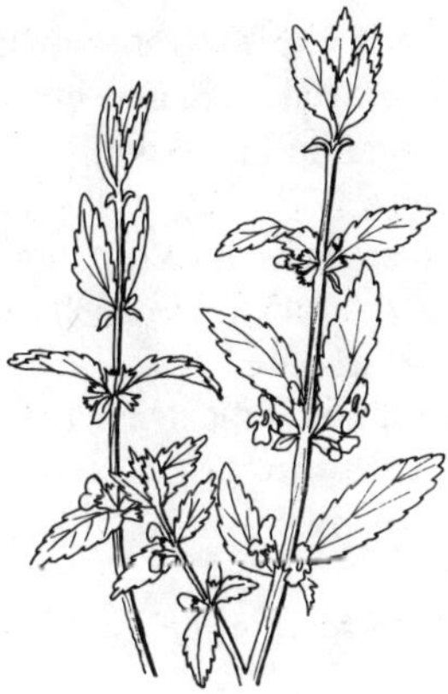

Melissa officinalis L.

Andere Bezeichnungen: Zitronenkraut, Katzenkraut, Herzkraut, Nervenkraut, Mutterkraut, Hasenohr, Riechnessel, Pfaffenkraut, Honigblum.

Beschreibung der Pflanze: Kraut aus der Familie der Lippenblütler (Labiatae, Lamiaceae) mit herzförmigen Blättern und weißen oder rötlichen Blüten. Die Pflanze ist im Mittelmeerraum heimisch, wird seit Jahrhunderten aber auch in Mitteleuropa, selbst noch in Norwegen kultiviert.

Verwendung bei der heiligen Hildegard von Bingen: Melissenkraut besaß für die Äbtissin die »Kräfte von fünfzehn anderen Kräutern«. Sie empfahl das Kraut bei Kopfschmerzen, Schwindelgefühl, Magenbeschwerden.

Geschichte: Die meisten Ärzte der Vergangenheit – nicht nur Hildegard von Bingen – haben die Melisse verwendet und gelobt, so der schon erwähnte Dioskurides, Zeitgenosse Neros, ebenso der berühmte Paracelsus, der dichtete:

»Melissa ist von allen Dingen,
welche die Erde hervorbringt.
das beste Kräutlein für das Herz.«

Auf das Herz wirkende Inhaltsstoffe sind mittlerweile gefunden. Doch der berühmte Mediziner ahnte davon noch nichts. Für ihn half das Kraut nach den Gesetzen der Signaturlehre (weil die Blätter herzförmig sind).
1826 destillierte die Barfüßer-Karmeliterin Maria Clementine Martin, die von Napoleon aus ihrem Brüsseler Kloster vertrieben worden war, in Köln erstmals jenes »ächte Melissenwasser«, das sich heute in jeder dritten Hausapotheke befindet.
Gegenwärtig werden für Tees und Melissengeist auf dem deutschen Markt nicht weniger als 50 Tonnen Melissenblätter jährlich verarbeitet. Sie kamen – da in der Bundesrepublik die Anbauflächen zu gering sind – vorwiegend aus

sogenannten »Staatshandelsländern«, aus dem ehemaligen Ostblock. Als Lieferschwierigkeiten (im Zuge der dortigen Industrialisierung) auftauchten, sahen sich die Großverbraucher nach neuen Lieferquellen um und züchteten eine Melissenart, die um ein Vielfaches wirkungsvoller ist als jene, die bei uns wächst.
Die gegenwärtig gültige Ausgabe des Deutschen Arzneibuchs (DAB 8 von 1978) schreibt für getrocknete Melissenblätter einen Mindestgehalt von 0,05 Prozent an ätherischen Ölen vor. In der Bundesrepublik bringen es die Pflanzen an besonders günstigen Stellen sogar auf einen Gehalt von 0,1 Prozent. Doch im spanischen Ebrodelta, wo diese Heilpflanzen für einen deutschen Melissengeisthersteller großflächig angebaut werden, ließ sich in Zusammenarbeit mit der Universität Barcelona eine Melissenplanze züchten, die einen Gehalt von 0,8 Prozent an ätherischen Ölen hat. Die Pflanzen wurden mühsam kultiviert und weitervermehrt. Eine deutsche Diplomlandwirtin war monatelang damit beschäftigt, Melissenpflanzen zu »kastrieren«. Sie mußte die Fortpflanzungsapparate der Pflanze mit der Pinzette herauszupfen, damit Bienen den von Wissenschaftlern festgelegten Vermehrungs- und Kreuzungsweg nicht störten. Erst die 77. Pflanze aus der Partie »MOK 19« erwies sich als die wirkstoff- und ertragreichste Pflanze.
Als optimales Verfahren beim Ernten in großem Stil erwies sich ein System ähnlich dem der Baumwollpflücker. Die Blätter werden einzeln abgestreift, damit sie nicht beschädigt werden und ihre Wirkstoffe verlieren. Nur zwei, drei Jahre liefern die Pflanzen besonders wirkstoffreiche Blätter. Dann müssen sie neu ausgesät werden. Das Wichtigste beim Melissenanbau – gleichgültig, ob in großem Stil oder zu Hause im Hausgarten – ist der Zeitpunkt der Ernte. Sie muß vor der Blüte erfolgen. Nur dann sind die ätherischen Öle reichlich in den Blättern vorhanden. Später hat die Pflanze sie zum Aufbau von bestimmten Blütenteilen verbraucht.

Verwendete Pflanzenteile: Blätter.

Bekannte Wirkstoffe: Ätherische Öle (besonders Camphen, Cineol, usw.), Bitterstoffe, Gerbstoffe, Schleim.

Wissenschaftlich nachgewiesene Wirkung: Melissenöl beruhigt, wirkt krampflösend und bekämpft Bakterien. Gerbstoffe gehen nach neuesten Forschungen mit Eiweißbestandteilen von Viren und Membranen der Körperzellen Verbindungen ein und senken so die krankmachende Kraft von Herpes-simplex-Viren.

Verwendung in der modernen Pharmaindustrie: In einer Vielzahl von Präparaten, Bestandteil des »Melissengeists« (Karmelitergeist). Bestandteil einer Creme gegen Herpes-Erkrankungen. Als sogenannte Standardzulassung bekamen Melissenblätter in der Darreichungsform Tee die Zulassungsnummer 1149.99.99.

Heute mögliche Anwendung der Hildegardrezepte: Melissentee oder Melissengeist kann bei nervös bedingten Kopfschmerzen, Magen- und Darmbeschwerden, Einschlafstörungen, Wetterfühligkeit, eventuell auch bei Herzbeschwerden (wenn keine organischen Ursachen vorhanden sind) helfen. Die Standard-Monographie für Tee aus Melissenblättern erwähnt als Anwendungsgebiete »Magen-Darm-Beschwerden, Appetitlosigkeit und nervös bedingte Einschlafstörungen«.

Beschaffung des Heilmittels: Melissentee gibt es als Aufgußbeutel. Die Droge wird aber auch lose verkauft. Der Gehalt an ätherischem Öl nimmt allerdings bei längerer Lagerung stark ab. Gebrauchsfertig zu haben ist der Melissengeist, der sowohl von einem großen Unternehmen als auch von einer Vielzahl kleiner Produzenten hergestellt wird (manchmal bieten auch Klöster ihren »eigenen« Melissengeist an). Die Pflanze läßt sich aber auch sehr leicht im eigenen Garten ziehen (wenn auch natürlich – aus klimatischen Gründen – nicht mit dem gleichen hohen Wirkstoffgehalt wie in den spanischen Anbaugebieten). Die Droge ist licht- und feuchtigkeitsempfindlich.

Zubereitung: Pro Tasse Melissentee benötigt man – je nach Geschmack – ein bis drei Teelöffel frische oder getrocknete Blätter. Sie werden mit heißem Wasser übergossen und dürfen dann zehn Minuten ziehen. Melissengeist weist eine erhebliche Alkoholkonzentration auf, weil sich sonst bestimmte Wirkstoffe nicht destillieren und sich viele Terpene nicht stabil lagern lassen. Deshalb sollte man den Melissengeist mit mindestens der doppelten Menge Wasser verdünnt nehmen.

Bezeichnung im pharmazeutischen Fachhandel: Melissae folium (nur die Blätter), Melissae herba (das gesamte Kraut).

Minze

kann Magen, Darm und Galle beruhigen

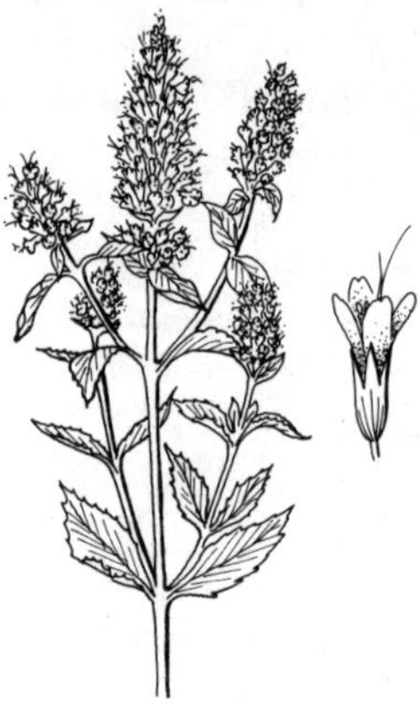

Mentha arvensis (Ackerminze), Mentha aquatica (Bachminze, Wasserminze), Mentha longifolia L. (Roßminze), Mentha piperita (Pfefferminze), Mentha spicata, Mentha suaveolens (rundblättrige Minze).

Andere Bezeichnungen: Minzenkraut, Aderminze, Balsam, Katzenbalsam, Oderminze, Prominze.

Beschreibung der Pflanze: In zahlreichen Formen wachsende Pflanzengattung der Lippenblütler (Lamiaceae). Es läßt sich heute nicht mehr genau feststellen, welche Art die heilige Hildegard oder auch die Griechen und Römer verwendeten. Die Minzenarten sind alle leicht behaart, haben kriechende Wurzeln und oft eingesägte Blätter. Nicht selten bilden die Arten untereinander Bastarde, die sich durch Ausläufer vermehren. Auch die bekannteste Minzenart, die Pfefferminze, ist eine Kreuzung (zwischen Bachminze und der Grünen Minze). Sie wird zwischen 50 und 100 Zentimeter hoch, hat gestielte, eiförmige Blätter und blüht rosa bis lila. Die Krausminze hat dagegen rundlichere Blätter.

Verwendung bei der heiligen Hildegard von Bingen: Das Kraut wurde gegen Beschwerden der Atemorgane und der Verdauung sowie äußerlich als Mittel gegen Geschwüre und Krätze angewandt. Ein anderes Rezept empfiehlt eine Minzenart gegen »Üppigkeit«: »Damit der Mensch Sinnenlust und fleischliches Begehren bei sich zum Erlöschen bringe ...«, soll er Bachminze und Lungenwurzel mit der halben Menge Dill und anderen Kräutern in Essig einlegen und zu den Mahlzeiten essen.

Geschichte: Die verschiedenen Minzenarten wurden schon vor Jahrtausenden in Asien, in Europa und in Nordafrika als Heilpflanze verwendet. Archäologen entdeckten Reste der Pflanzen als Grabbeigaben bei den Ägyptern. Einer griechischen Sage nach wurde die Nymphe Minthe von Persephone, der Tochter des Zeus und der Demeter, in diese Pflanze verwandelt. Die berühmte, zur Zeit Karls des Großen entstandene Landgüterverordnung »capitulare de villis et curtis imperialibus« schrieb den Minzenanbau vor. Im 16. Jahrhundert gab es bereits große Minzenanbaugebiete in Deutschland, Skandinavien und England. Im 17. Jahrhundert

entdeckte dann der englische Botaniker John Ray (1628–1705) in der Nähe eines solchen Minzenanbaugebiets die Pfefferminze, eine Kreuzung zwischen der rundblättrigen Minze, der Bachminze und der Grünen Minze. Sie verdrängte schnell alle anderen Minzenarten im Heilpflanzenanbau und kam im 18. Jahrhundert auch nach Deutschland.
Wie bei der Melisse wurden in verschiedenen Ländern Asiens, Südamerikas und auch Europas (so auch in den neuen deutschen Bundesländern) besondere Minzenarten gezüchtet, die einen höheren Anteil an heilkräftigen Wirkstoffen enthalten als die natürlichen Formen.

Verwendete Pflanzenteile: Blätter.

Bekannte Wirkstoffe: Alle Minzenarten enthalten ätherische Öle in unterschiedlicher Zusammensetzung, die zudem in jeder Art von der Wachstumsphase, der Art der Blätter und vor allem auch der Tageszeit abhängig ist. Die für die Heilanwendung besonders wichtige Pfefferminze enthält im Idealfall knapp 50 Prozent Menthol, etwa 20 Prozent Menthon, fünf Prozent Menthylester und Flavonoide; ferner Gerbstoffe und Bitterstoffe. Wichtig für die Ausbildung des typischen Aromas ist der Gehalt von Jasmon.

Wissenschaftlich nachgewiesene Wirkung: Krampflösend, gallentreibend, verdauungsfördernd, entzündungshemmend, schmerzstillend.

Verwendung in der modernen Pharmaindustrie: Weit über 100 Arzneimittel zur Schmerzbekämpfung sowie gegen Magen- und Darmbeschwerden, Schmerzen und Erkältung enthalten Wirkstoffe der Minze. Auch die Spirituosenindustrie verwendet Minze. Pfefferminzblätter für Tees gegen Magen-Darm-Gallenbeschwerden bekamen 1982 ihre Standardzulassung unter der Nummer 1499.99.99.

Heute mögliche Anwendung der Hildegardrezepte: Pfefferminztee ist ein beliebtes Hausmittel bei Magenbeschwerden, Verdauungsproblemen und Erkältungen. Aus der Minze gewonnenes Öl kann man bei denselben Problemen anwenden. Außerdem kann man Entzündungen der Haut und eventuell auch kleine Verletzungen damit behandeln.

Beschaffung des Heilmittels: Minze kann leicht im Garten oder auch auf dem Balkon gezogen werden. Der Handel bietet getrocknete Blätter, Teeaufgußbeutel und Pfefferminzöl an.

Zubereitung: Ein Teelöffel Blätter pro Tasse mit heißem Wasser übergießen und einige Minuten ziehen lassen. Bei der innerlichen Anwendung des Pfefferminzöls sollen ein bis drei Tropfen davon mit Zucker oder Getränken geschluckt werden. Bei der Behandlung von Hautentzündungen ein bis fünf Tropfen auf der erkrankten Stelle verreiben.

Bezeichnung im pharmazeutischen Fachhandel: Gutsortierte Fachgeschäfte können 20 verschiedene Minzenarten anbieten, und diese werden unterschieden in »Mittelblätter«, »Großblätter« – die ja eine jeweils andere Zusammensetzung der Inhaltsstoffe haben – sowie »geschnitten«, »ganz«, »pulverisiert«, »Blattbruch« usw. Mentha aquatica ist die Bachminze oder Wasserminze, die Mentha crispa die Krausminze (deren Inhaltsstoffe zum Beispiel für Zahnpasten und Kaugummis verwendet werden), die kleinblättrige Art Mentha pulegium, die Polei, ferner gibt es die verschiedenen Arten der Mentha piperita, der eigentlichen Pfefferminze. Ein geographischer Zusatz (häufig deutsch, bulg., poln., rumän., span., ungar.) beschreibt das Herkunftsland. Der weitere Zusatz »folium« oder »herba« steht für »Blätter« oder »das ganze Kraut«.

Mistel

Sie kann die Widerstandskräfte steigern und der Arterienverkalkung vorbeugen

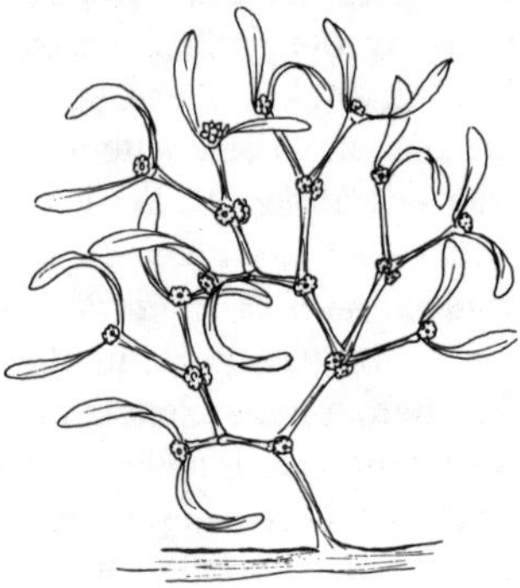

Viscum album L.

Andere Bezeichnungen: Weiße Mistel, Hexenbesen, Drudenfuß, Leimmistel, Muster, heiliges Kreuzholz, Vogelleimholz.

Beschreibung der Pflanze: Kleine grüne Schmarotzerpflanze, zur Familie der Viscaceae gehörend, auf Obstbäumen, Fichten, Tannen, Eichen, Pappeln. Sie hat lederartige Blätter und gelblichgrüne Blüten, aus denen sich weiße Beeren entwickeln. Vögel fressen den mit einer klebrigen Substanz umgebenen Samen und scheiden ihn – da unverdaulich – wieder aus. Auf Bäumen abgesetzt, entwickelt der Keimling eine Haftscheibe. Die Wurzel dringt durch die Rinde in das Holz des Wirtsbaums. Die Pflanzen, die in unterschiedlichen Formen in Europa, Nordafrika, Asien, Japan und Australien vorkommen, entziehen den Bäumen Nährstoffe.

Verwendung bei der heiligen Hildegard von Bingen: Die Mistel gehört ebenfalls zu den Pflanzen, die zur Zeit Hildegards – und auch schon lange vorher – verwendet wurden, im vorigen Jahrhundert in Vergessenheit gerieten und heute Mittelpunkt intensivster Forschung sind. Die Heilige empfahl die Mistel zum Beispiel gegen »Verhärtung der Leber« als Folge einer maßlosen Lebensführung. »Wenn jemand vielerlei Speisen ohne Maß und ohne Auswahl zu sich genommen hat und durch die verschiedenen Säfte dieser Speisen seine Leber geschädigt und hart wird ...«, soll er nach einer komplizierten Zubereitungsform den Schleim der Birnenmistel mit Huflattich, Wegerichwurzeln und anderen Pflanzenteilen in Wein einlegen. Der Trank war »nüchtern und nach dem Frühstück« zu sich zu nehmen.
Gegen »Schmerzen in der Seite« gab es ein äußerlich anzuwendendes Rezept. Da war pulverisierte Mistel in einen aus Leinsamen und Pfirsichbaumharz gekochten Leim zu geben und mit Hirschmark (ersatzweise auch Talg von einem jungen Stier) zu kochen. Mit der entstandenen Salbe konnte »der Leidende am offenen Feuer eingerieben werden«.

Geschichte: Mistelzweige spielen in der Mythologie vieler Völ-

ker eine große Rolle. Baldr (Baldur), in der nordischen Sage der himmlische Lichtgott des Frühlings und des Sommers und Sohn des Odin und der Frigg, soll durch einen Mistelzweig getötet worden sein. (Die im indogermanischen Volksglauben wurzelnde Geschichte wurde in unserem Kulturkreis durch einen der Merseburger Zaubersprüche bekannt.)
Der alten nordischen Sage nach hatte Baldr (der mit seiner Frau Nanna Forseti, den Gott der Gerechtigkeit, zeugte) in Träumen seinen nahen Tod gesehen. Verängstigt fragte er die Götterverwandtschaft, wie dem drohenden Unheil zu entkommen sei. Daraufhin nahm Frigg, seine Mutter, allen Wesen der Erde den Eid ab, dem Baldr nicht zu schaden. Leider übersah sie die Mistel. Der hinterlistige Gott Loki wollte wissen, ob man Baldr nicht trotzdem schaden könne. Als alte Frau verkleidet, ging er zu Frigg und fragte, welche Vorkehrungen sie zum Schutz ihres Sohnes getroffen habe. Die Göttin berichtete und erwähnte auch, daß die am Eingang zur Walhalla wachsende Mistel unvereidigt geblieben war. Loki holte sich einen Ast und gab ihn Baldrs blindem Bruder Höder. Dieser sollte ihn gegen Baldr schleudern. Höder tat dies, weil alle anderen Götter aus Scherz im Glauben an seine Unverwundbarkeit ständig irgendwelche Gegenstände nach dem scheinbar Unverwundbaren warfen. Der Mistelzweig aber tötete den Gott.
Eine Mistelzweiggabel war früher der Zauberstab der Magier und Götter – sowohl bei asiatischen als auch bei europäischen Völkern. Auch im Nibelungenlied, wo es heißt:

> »Es lag der Wunsch darunter,
> von Gold ein Rütlein ...«,

ist die Mistel gemeint. Erst später schnitten sich die Wünschelrutengänger ihr Instrument aus dem Haselstrauch. In der Bibliothek von Ninive, der alten Hauptstadt des Assyrerreichs, findet sich ein Hinweis auf eine »Herrin des magischen Stabes«. Die Chaldäer hatten eine Göttin der Unterwelt, die sie »Dame des magischen Stabes« (Rin-gis-zi-

da) nannten, der germanische Sturmgott Wotan war die »Gottheit des Wunsches und des Stabes«. In jedem Fall sind die Zweige der Mistel gemeint.
Im großen Epos von Vergil (70–19 v. Chr.) muß Äneas Persephone (sie begegnete uns schon bei der Minze) einen Mistelzweig in die Unterwelt bringen.
Bei den Druiden, den Priestern und Heilkundigen der keltischen Völker, gab es – wie Plinius berichtet – nichts Heiligeres als die Mistel und den Baum, auf dem sie wuchs. Und dies besonders dann, wenn es sich dabei um eine Eiche handelte, die kultisch eine besonders wichtige Rolle spielte. Auf Eichen wachsende Mistelzweige, die relativ selten zu finden sind, wurden unter großem Zeremoniell eingeholt. Dies geschah meist am sechsten Tag nach Neumond, mit dem bei den Kelten die Monate, Jahre und 30jährigen Perioden beginnen.
Unter dem Eichenbaum, auf dem die Mistel wuchs, wurde zuerst ein großes Opferfest veranstaltet. Dann bestieg ein in einen weißen Mantel gehüllter Druide den Baum und schnitt mit einer goldenen Sichel die Mistel ab. Sie wurde dann in den weißen Mantel geworfen.
In ländlichen Gebieten Frankreichs haben sich bis heute Bräuche erhalten, die daran erinnern, daß der Neujahrstag bei den Kelten der Hauptsammeltag für Misteln war. Kinder laufen vereinzelt heute noch mit dem Mistelzweig und dem Neujahrsruf »Aguillaneuf« durch die Straßen (was aus »au gui l'an neuf« entstand) und heischen um Gaben.
Und in England hat sich bis heute der Brauch erhalten, zu Weihnachten einen Mistelzweig an die Decke zu hängen. Jede Frau, die unter diesem Zweig steht, darf vom Mann geküßt werden.
Schon seit vielen Jahrhunderten wurden Mistelextrakte zu Heilzwecken verwendet. Wegen der Verbindung der Pflanze zu den Göttern nahm man sie vorwiegend für »heilige Krankheiten«, etwa Epilepsie. In der Volksmedizin verordnete man Extrakte auch gegen hohen Blutdruck und »hysterische Beschwerden«.

Verwendete Pflanzenteile: Blätter und Zweige.

Bekannte Wirkstoffe: Flavonoide, Zuckerproteine, darunter vor allem das Viscotoxin, Pektine, Alkaloide. Von besonderer Bedeutung sind der Eiweißbaustein Arginin, Cholin, Acetylcholin, Vitamin C sowie Stoffe, die teilweise noch gar nicht erforscht sind. Auch hat man festgestellt, daß die Mistel in der Lage ist, pharmakologisch wirkende Substanzen ihrer Wirtspflanze zu übernehmen.

Wissenschaftlich nachgewiesene Wirkung: Die im Saft von Blättern und Zweigen enthaltenen Substanzen Cholin und Acetylcholin sollen – eingenommen – eine Blutdrucksenkung hervorrufen – was wissenschaftlich noch nicht exakt nachgewiesen ist. Für die medizinische Forschung von größter Bedeutung – nicht aber für die eigene, unkontrollierte Anwendung – sind bestimmte Zuckereiweißstoffe, so das Viscotoxin. Außerdem hat man festgestellt, daß Mistelextrakte die Immunabwehr des Körpers stärken. So nahmen bei einem Versuch an Mäusen die sogenannten »T-Zellen« im Blut zu. (»T-Zellen« sind im Knochenmark gebildete weiße Blutkörperchen, die im Thymus reifen und daher ihren Namen haben: »thymusabhängige Zellen«.) Sie spielen eine besonders wichtige Rolle bei der Abwehr aller Erreger und Gifte, die Körperzellen angreifen. Andere Wirkstoffe beeinflussen entzündliche Vorgänge in den Gelenken sowie für die Arteriosklerose verantwortliche Vorgänge innerhalb der Adern.

Verwendung in der modernen Pharmaindustrie: An 50 Kliniken Mitteleuropas werden bereits – unter bestimmten Voraussetzungen – Präparate aus Mistelextrakten bei der Behandlung von Krebskranken angewandt. Diese Präparate sind aus auf Apfel-, Kiefern- oder Eichenbäumen wachsenden Misteln gewonnen. Die Therapie kann jedoch nur unter strenger ärztlicher Aufsicht erfolgen.
Andere Wirkstoffe enthält eine Injektionslösung zur Be-

kämpfung von degenerativen Erkrankungen der Gelenke (Arthrosen). Auch Ärzte dürfen dieses Präparat nur nach Spezialanweisungen verwenden, da unter Umständen (bei Tuberkulose, Blutunterdruck, bestimmten Herzschmerzen – Angina pectoris – sowie während der monatlichen Regel bei Frauen) unerwünschte Nebenwirkungen auftreten können.
Zugleich sind Mistel-Wirkstoffe Bestandteil vieler »Antihypertonika«, Medikamente gegen hohen Blutdruck, obwohl nach der Meinung vieler Pharmakologen – wie schon erwähnt – der Wirkstoffnachweis fehlt. In einer sogenannten »Vor-Monographie« für die Mistel, die zur Erstellung einer »Standardzulassung« angefertigt wurde, ist diese Anwendung deshalb nicht mehr enthalten.
Auch Mittel gegen Arteriosklerose (Verdickung und entzündliche Veränderungen sowie Ablagerungen in den Schlagadern) enthalten Mistelextrakte. Ebenso Präparate gegen Alterskrankheiten. Insgesamt sind gegenwärtig vom Bundesgesundheitsamt rund 900 verschiedene Mistel-Wirkstoffe enthaltende Medikamente zugelassen.

Heute mögliche Anwendung der Hildegardrezepte: Schwere Erkrankungen, gegen die man heute Mistelextrakte enthaltende Medikamente einsetzt, dürfen selbstverständlich nur unter Aufsicht des Arztes behandelt werden. Keine Selbstbehandlungsversuche! Auch Teeauszüge in kaltem Wasser sind noch wirkungsvoll und können möglicherweise unerwünschte Nebenwirkungen hervorrufen. Deshalb sollten sie nur kurze Zeit und nicht in zu großen Mengen eingenommen werden. Zur Vorbeugung gegen die Verdickung der Schlagaderwände sowie entzündlichen Veränderungen dort und zur Stärkung der Widerstandskräfte empfehlen verschiedene Mediziner einen Kaltwasserauszug aus der Mistel.

Beschaffung des Heilmittels: Der Arznei-Fachhandel liefert Mistelkraut bereits fertig abgepackt und entkeimt als »Misteltee«. Außerdem gibt es »Misteltropfen«.

Zubereitung: Für den Kaltwasserauszug zwei Teelöffel zerschnittener Mistelblätter zwölf Stunden lang in kaltes Wasser geben. Danach abseihen und nicht mehr als zwei Tassen pro Tag trinken.

Bezeichnung im pharmazeutischen Fachhandel: Visci albi folium (Blätter), ganz (totum) oder geschnitten (concisum), sowie Visci albi herba (Mistelkraut), ganz (tota), geschnitten (concisa), gequetscht (contusa) sowie in verschiedenen Formen pulverisiert.

Pestwurz

beruhigt und kann bei einfachen Erkältungen helfen

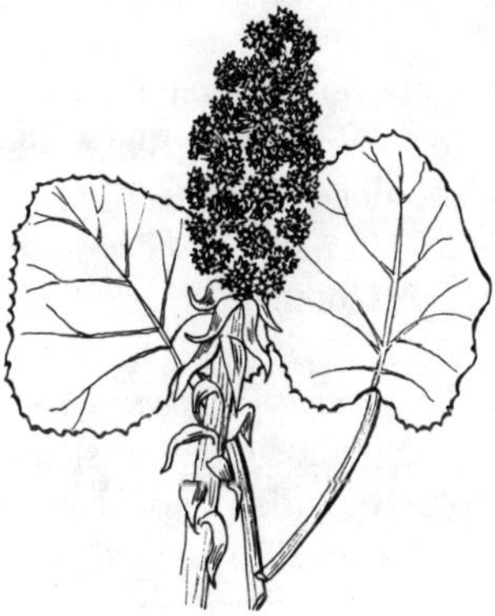

Petasites hybridus (officinalis)

Andere Bezeichnungen: Großer Huflattich, Neunkraftwurz, Schweißlattich, Tussilago P. L., Giftwurz, Petasites officinalis (alte Bezeichnung).

Beschreibung der Pflanze: Vor allem an Flußufern, aber auch an feuchten Stellen in Wäldern stehendes Gewächs aus der Familie der Korbblütler (Asteraceae). Wie beim Huflattich wird im Frühjahr (oft schon im März) zuerst der Blütenstiel ausgetrieben, auf dem sich die braunroten, in Dolden oder Trauben gruppierten Blüten entwickeln. Erst danach kommen die großen, herzförmigen, an der Unterseite weißfilzigen Blätter. Es gibt 20 verschiedene Arten, die über die ganze Nordhalbkugel verbreitet sind. Die Bezeichnung »Neunkraftwurzel« bezieht sich auf die scharf, würzig und bitter schmeckende Wurzel. Die Blüten der Pestwurz können bis zu 80 Zentimeter hoch werden, die Blätter einen Durchmesser von 60 Zentimetern erreichen. Oft bedecken die Pflanzen große Flächen.

Verwendung bei der heiligen Hildegard von Bingen: In den Rezepten wird neben dem Huflattich (siehe dort) ausdrücklich auch der »Große Huflattich«, also die Pestwurz, erwähnt. Und zwar sowohl in der Humanmedizin (äußerlich angewandt als Auflage bei Geschwüren) als auch in der Tiermedizin. Ein bauchwehkranker Esel bekam »Großen Huflattich«, also die Pestwurz, in die Kleie geschabt.

Geschichte: Die Pestwurz ist eine uralte Heilpflanze, die im ausgehenden Mittelalter völlig in Vergessenheit geriet und erst vor 100 Jahren wiederentdeckt wurde.
Die frühen Bewohner Mitteleuropas müssen sie schon verwendet haben, denn die Kelten gaben sie – wie Funde im Hallstätter Salzberg beweisen – den Toten mit. Pedanios Dioskurides, der Militärarzt Neros, empfahl Pestwurzblätter »fein zerstoßen als Umschlag gegen bösartige und krebsartige Geschwüre«. Im Mittelalter sah man die Pflanze vorwiegend als Mittel gegen »die Pestilenz«. Im 18. Jahrhundert

wurde die Pestwurz noch in einigen Kräuterbüchern erwähnt, dann geriet sie als Heilpflanze in Vergessenheit und wurde in England lediglich als eine im Winter blühende Topfpflanze geschätzt.
1885 machten schließlich die Wissenschaftler Schladgenhauffen und Reeb im »Journal Pharmacie d'Alsace-Lorraine« auf die krampflösende und schmerzstillende Wirkung der Inhaltsstoffe aufmerksam. Doch erst nach dem Zweiten Weltkrieg wurde die Pestwurz Gegenstand intensiverer wissenschaftlicher Forschung.

Verwendete Pflanzenteile: Blätter und Wurzeln.

Bekannte Wirkstoffe: In den Blättern finden sich vorwiegend Schleim, Bitterstoffe und zu 0,1 Prozent ätherisches Öl. Die höheren Wirkstoffkonzentrationen befinden sich im Wurzelstock, wo neben Terpenen und Kohlenhydraten verstärkt Petasin und Iso-Petasin enthalten sind.

Wissenschaftlich nachgewiesene Wirkung: Schleim- und Bitterstoffe wirken schleimlösend und reizmildernd. Daneben interessiert vor allem das hauptsächlich im Wurzelstock konzentrierte Petasin. Es ist in erster Linie für die schmerzlindernde und krampflösende Wirkung der Pestwurzextrakte verantwortlich. Nach neuesten Untersuchungen gibt es noch eine Vielzahl von weiteren Inhaltsstoffen, deren Wirkung aber noch nicht erforscht ist.

Verwendung in der modernen Pharmaindustrie: Pestwurzextrakte sind in Medikamenten enthalten, die bei Krankheitszuständen eingesetzt werden, bei denen beruhigende und vegetativ regulierende Effekte erwünscht sind. Ein entsprechendes Arzneimittel nennt zum Beispiel folgende Anwendungsgebiete: Vasomotorischer Spannungskopfschmerz, Migräne, bestimmte Nacken- und Rückenschmerzen, Bronchialasthma, Erkältungskrankheiten u. a. Ferner ist es (zusammen mit anderen Kräutern) in Präparaten gegen Rheuma, Regelstörungen und Magenschmerzen enthalten.

Heute mögliche Anwendung der Hildegardrezepte: Zur Beruhigung und bei einfachen Erkältungen wird ein Teeaufguß oder ein Auszug aus den Wurzeln empfohlen. Naturheilverfahren bevorzugende Ärzte verordnen Pestwurzextrakte weiters bei Krämpfen im Magen-Darm-Trakt, bei Nieren-Gallen-Koliken, Menstruationsstörungen, Kopfschmerzen, »Tubenmittelschmerz«. Doch sollte man bei diesen Beschwerden keinen Selbstbehandlungsversuch ohne vorherige ärztliche Untersuchung unternehmen.

Beschaffung des Heilmittels: Die Pflanze ist bei uns sehr verbreitet. Blätter werden im April, Mai, die Wurzeln im Herbst gesammelt. Getrocknete Blätter und Wurzeln gibt es im Handel.

Zubereitung: Pestwurzblätter: Ein bis zwei Teelöffel frische oder getrocknete Blätter mit heißem Wasser übergießen, etwas ziehen lassen und trinken. Wurzeln: Ein Teelöffel Wurzelstockteile in eine Tasse Wasser geben, einige Stunden ziehen lassen. Ein bis zwei Tassen täglich trinken.

Bezeichnung im pharmazeutischen Fachhandel: Petasitidis folium (Blätter), ganz (totum) oder geschnitten (concisum); Petasitidis radix (Wurzeln), ganz (totum), gerebelt oder pulverisiert.

Petersilie

Teeaufgüsse können entwässernd wirken
Petersilienöl kann in größerer Menge gefährlich sein!

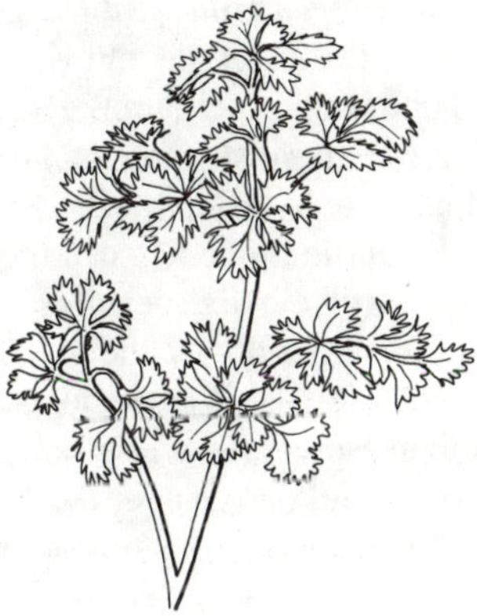

Petroselinum crispum und viele andere Arten

Andere Bezeichnungen: Peterling, Petersilienkraut, Suppenkraut, Gemeine Petersilie, Kräutel, Bittersilche.

Beschreibung der Pflanze: Gehört zur Familie der Doldenblütler (Umbelliferae Apiaceae). Man unterscheidet ein- und zweijährige Pflanzen. Die zweijährige Form entwickelt im ersten Jahr nur eine kleine Blattrosette. Der zwischen 30 und 70 Zentimeter hohe Stengel mit den Blütendolden kommt erst im zweiten Jahr. Es gibt Petersilie mit krausen und mit glatten Blättern.

Verwendung bei der heiligen Hildegard von Bingen: Nach einem Rezept muß ein Teil Petersilie mit vier Teilen Raute in Olivenöl geröstet und auf die gichtkranke Stelle eines Patienten gelegt werden (ersatzweise kann man die Kräuter auch mit Bockstalg durchbraten lassen). »Die Kräuter soll er so heiß, wie sie sind, auf die Stelle legen, wo er den Schmerz empfindet, und sie durch ein übergelegtes Tuch befestigen. Die Kälte des Petersiliensaftes bändigt nämlich das Anschwellen der Gichtsäfte, die Wärme des scharfen Rautensaftes hält dieselben Säfte zusammen, so daß sie nicht im Übermaß zunehmen, und das Öl oder der Bockstalg durchdringt sie und löst sie auf, und das tun sie, wenn sie in der angegebenen Weise miteinander gemischt werden.«

Geschichte: Petersilie ist nicht nur eines der häufigsten Küchengewürze. Schon seit dem Altertum wird sie zugleich als Heilmittel verwendet. Vor 2500 Jahren trugen die Griechen bei großen Festlichkeiten Petersilienkränze, um »der Trunkenheit vorzubeugen«. Im Mittelalter galt die Pflanze sowohl als Hexenkraut als auch als Aphrodisiakum. Die Gassen, in denen Prostituierte wohnten, hießen früher in einigen Gegenden »Petersiliengassen«, und im Englischen konnte man Liebesspiele auch mit »parsley bed« umschreiben. Die Petersilie wurde vorwiegend als harntreibendes Medikament verwendet.

Verwendete Pflanzenteile: Blätter, Wurzeln, Samen.

Bekannte Wirkstoffe: In den Früchten, aber auch in den Wurzeln ätherisches Öl, vorwiegend Apiol enthaltend, im Kraut auch das Flavonglykosid Apiin.

Wissenschaftlich nachgewiesene Wirkung: Der Hauptwirkstoff Apiol, aber auch das Flavonglykosid Apiin erregen den Uterus und die harnableitenden Organe. In größeren Mengen ist Petersilienöl schädlich, kann die Nieren reizen und – bei Schwangeren – zu Abtreibungen führen. Es gab dabei sogar schon Todesfälle.

Verwendung in der modernen Pharmaindustrie: Zum Beispiel Bestandteil von sogenannten »Diuretika«, Mittel, die die Harnausscheidung fördern und bei Nierenentzündungen, durch Nierenkrankheiten verursachte krankhafte Wasseransammlungen in Geweben gegeben werden.

Heute mögliche Anwendung der Hildegardrezepte: Frische Kräuter – in der Küche verwendet – sind eine wichtige Vitamin-C-Quelle und wirken außerdem entwässernd. Tee aus Petersilienwurzeln kann ebenfalls harntreibend wirken. Dies sind heute die Hauptanwendungsgebiete. Die äußere Anwendung, wie Hildegard von Bingen sie vorschlug, war nicht ohne Sinn: Petersilienöl wirkt wegen seines Gehalts an Bergapten auf die Haut (wie die Raute photosensibilisierend, bei Sonnenbestrahlung rötet sich die Haut schneller). Außerdem half bei ihrer Rezeptur sicher auch die Wärme. Doch bei Gicht werden heute andere Mittel bevorzugt. Früchte der Petersilie können wegen ihres Gehalts an Apiol in größeren Mengen schaden.

Beschaffung des Heilmittels: Im Garten leicht zu ziehen. Früchte, Blätter, Wurzeln, Samen (getrocknet) liefert der Fachhandel.

Zubereitung: Ein bis zwei Teelöffel zerkleinerte Petersilienwurzel pro Tasse mit heißem Wasser übergießen und trinken. Pro Tag aber nicht mehr als eine Tasse!

Bezeichnung im pharmazeutischen Fachhandel: Petroselini folium (Petersilienblätter), Petroselini fructus (Früchte), Petroselini herba (das ganze Kraut), Petroselini radix (Wurzeln).

Pfeffer

läßt besser verdauen

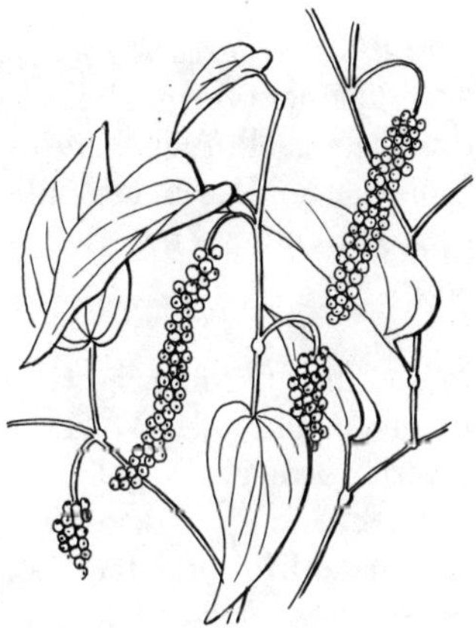

Piper nigrum L.

Andere Bezeichnungen: Schwarzer Pfeffer.

Beschreibung der Pflanze: Bis zu fünf Meter hoher Strauch mit eiförmigen Blättern. Aus den in Ähren wachsenden Blüten entwickeln sich erbsengroße Beeren, die erst grün, dann rot und zuletzt gelb sind. Pfeffersträucher wachsen auf Ceylon, Sumatra, Java, Borneo, den Philippinen, Malaysia, aber auch in der Karibik und in anderen tropischen Regionen. Es gibt 700 verschiedene Arten von Pfeffergewächsen; sie gehören alle zur Familie der Piperaceae.

Verwendung bei der heiligen Hildegard von Bingen: Pfeffer ist Bestandteil eines Medikaments gegen Herzweh. Es wird mit Galgant und Bertram gemischt (vgl. Seite 133). Außerdem ist er in einem komplizierten Rezept gegen Regelbeschwerden enthalten. Auch bei Potenzschwierigkeiten wurde das Gewürz empfohlen.

Geschichte: Pfeffer ist eines der ältesten Gewürze der indischen Welt und inzwischen bei allen Völkern unentbehrlich geworden. Im Sanskrit wurde er »Pippali« genannt. Die Perser, die ersten Zwischenhändler auf dem Weg des Gewürzes nach Europa, ersetzten das in ihrer Sprache kaum gebräuchliche »l« durch »r«, so wurde die Bezeichnung Pfeffer daraus – für fast alle Sprachen der Welt.
Schon der im ersten Jahrhundert nach Christus lebende Pedanios Dioskurides kannte nicht nur den schwarzen, sondern auch den weißen Pfeffer, den man aus reifen Beeren gewinnt, indem diese mehrere Tage im Wasser liegengelassen und dann zwischen den Händen gerieben werden, bis die fleischige Schicht völlig entfernt ist. (Der schwarze Pfeffer wird aus grünen Beeren gewonnen.) Die Römer besteuerten schwarzen und weißen Pfeffer. Pfeffer war damals das begehrteste Gewürz und das Symbol des gesamten Gewürzhandels. Nicht nur Genua und Venedig, auch die süddeutschen Handelsstädte verdanken ihm ihren Reichtum. Mit der Entdeckung des Seewegs nach Indien fiel zwar der hohe

Preis etwas, die Bedeutung des Gewürzes wurde jedoch eher noch größer.
Die alten Pfefferschiffe waren schon 1508 bis Goa, 1509 bereits bis Malakka vorgedrungen. Von dieser malaiischen Stadt waren die Seefahrer begeistert. »Der reichste Hafen der Welt«, schrieben sie, »mit keinem anderen der Welt vergleichbar«. Malakka war um diese Zeit Hauptstadt eines malaiischen Königreichs. Seit hundert Jahren bestanden intensive Handelsbeziehungen mit China.
In diese Welt stießen auch die Fugger und die Welser vor. Sie erwarben 1587 von Philipp II. das Importmonopol für den überall begehrten Pfeffer. Um es zu finanzieren, gründeten sie im März 1591 ein großes internationales Konsortium, wie es heute bei kostenaufwendigen Projekten in der Luft- und Raumfahrt, bei der Ölsuche oder bei Milliarden-Vorhaben im Nahen Osten geschieht. Philipp Eduard und Oktavian Secundus Fugger sowie die Welser hatten die Führung, fünf weitere superreiche europäische Großkaufleute, die Rovelasca aus Italien, Andre und Thomas Ximenses aus Portugal sowie Francisco und Pedro Malvendas aus Spanien waren mitbeteiligt.
Dieser Coup der bayerischen Kaufleute ging als »Welt-Pfeffermonopol« in die Geschichte ein. Der Ein- und Verkauf der begehrten Gewürze lief ausschließlich über sie. Was fehlte, war ein Mann, der ihre Interessen in Ostasien vertrat und den nicht ungefährlichen Transport der Waren nach Lissabon organisierte. Im Indischen Ozean bedrohten die Türken die Flotte, um Afrika griffen ständig die Holländer an, und vor den Azoren warteten englische Kaperer.
Ihre Wahl fiel auf den um 1560 geborenen Augsburger Bürgermeisterssohn Ferdinand Kron. Er wurde 1587 zuerst nach Goa in Indien geschickt, dem bereits ausgebauten Stützpunkt in Ostasien.
Der Handel mit den Gewürzen wäre sehr ertragreich gewesen. Doch die Beamten Philipps II. rechneten nicht korrekt ab, zahlten die Anteile nicht aus und forderten ständig immense Bestechungssummen. Die schlauen Fugger stiegen

aus und verkauften ihre Anteile schon am 27. Juli 1591 an die portugiesische Handelsfamilie d'Evora. (Die Welser blieben noch zwei Jahre länger im Geschäft, die inzwischen aufgelaufenen Verluste waren aber so groß, daß diese eine der Ursachen ihres spektakulären Zusammenbruchs darstellten.)

Der Augsburger Ferdinand Kron sah jedoch, unabhängig von der Firmenpolitik der Fugger, weiterhin große Chancen im Ostasienhandel. 1592 heiratete er im indischen Goa eine reiche Portugiesin und erhielt damit als Ausländer die Bürgerrechte. Dem Bayern kam zugute, daß er zu den einflußreichen und mächtigen Fürsten in Ostasien, auf Java und seinen Nachbarinseln, wo es die begehrten Gewürze gab, auf Borneo, wo die Dajaks Flußgold wuschen und den besten Kampfer lieferten, auf Somba (Sandelholz) und anderen Gebieten des riesigen Archipels wesentlich bessere Beziehungen hatte als die Portugiesen mit ihren bewaffneten Kriegsschiffen.

Schwieriger war es für Kron, mit seiner europäischen Konkurrenz zurechtzukommen. Die Seemächte Holland und England wollten sich den ertragreichen Ostasienhandel ebenfalls nicht entgehen lassen und griffen Schiffe unter portugiesischer Flagge immer wieder an. Schon die zweite Galeone, die nach Malakka geschickt wurde, hatte bereits auf der Hinfahrt schwere Gefechte mit den Engländern zu bestehen. Später, als man entdeckte, daß man auch um Südamerika herum nach Ostasien gelangen konnte, wurde die Lage nicht besser.

Nach dem Tod Philipps II. bekam der Deutsche Schwierigkeiten mit dessen Nachfolger. Als alter Herr, nach 40 Jahren in Ostasien, erlebte er ein schreckliches Ende: Wegen angeblicher Zusammenarbeit mit den Holländern warfen ihn die Beamten Philipps III. für Jahre ins Gefängnis.

1641 kamen die Holländer nach Malakka und wurden ebenfalls durch Pfeffer reich. Hundert Jahre später ging das Kronmonopol für die Könige von Portugal dann völlig verloren.

Arzneilich verwendete man das Gewürz für eine Vielzahl von

Leiden, angefangen von Halsentzündungen bis zu den verschiedensten Magen- und Verdauungsbeschwerden.
Die Volksmedizin sah im Pfeffer auch ein Aphrodisiakum. Ein norddeutscher Spruch, den wir bei der Petersilie kennenlernten, bezieht sich auch auf den Pfeffer. In Hochdeutsch lautet er:

»Der Pfeffer hilft dem Mann aufs Pferd,
der Frau unter die Erd«
(wegen eines vermuteten abortiven Effekts).

Man war überzeugt, daß das scharfe Gewürz auch die Geschlechtsdrüsen anregt.

Verwendete Pflanzenteile: Früchte.

Bekannte Wirkstoffe: Das Alkaloid Piperin ist für den scharfen Geschmack verantwortlich, für das Aroma das in der Pflanze enthaltene ätherische Öl.

Wissenschaftlich nachgewiesene Wirkung: Die Inhaltsstoffe regen die Speichel- und Magensaftdrüsen an.

Verwendung in der modernen Pharmaindustrie: Vorwiegend ein blähungstreibendes und appetitanregendes Mittel.

Heute mögliche Anwendung der Hildegardrezepte: Von den ursprünglichen Anwendungen der Heiligen ist das Gewürz Pfeffer nur noch als verdauungsfördernde Zugabe zu Mahlzeiten geblieben.

Beschaffung des Heilmittels: Überall im Handel.

Zubereitung: Zugabe zu Speisen nach Geschmack.

Bezeichnung im pharmazeutischen Fachhandel: Piperis nigri fructus (Pfefferfrüchte).

Pfennigkraut

heute nur noch eine Zierde

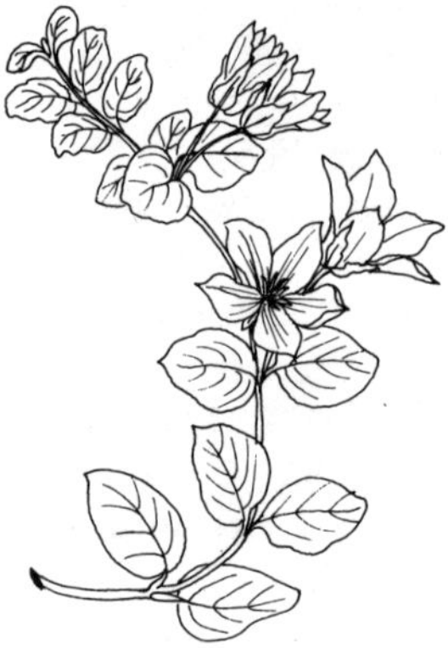

Lysimachia nummularium

Andere Bezeichnungen: Täschelkraut.

Beschreibung der Pflanze: In der Natur bevorzugt an Bachufern wachsende bis zu 1,50 Meter hohe Pflanze mit weidenblattähnlichen Blättern und gelber Blütenrispe. Es gibt insgesamt 110 verschiedene Arten. Familie: Primelgewächse (Primulaceae).

Verwendung bei der heiligen Hildegard von Bingen: Pfennigkraut ist zusammen mit Eisenkraut und Knoblauch Bestandteil eines Rezepts gegen Gelbsucht (vgl. Seite 119). Auch als Schmerzmittel wird es verwendet.

Geschichte: Im Altertum und noch im Mittelalter verwendete man das Pfennigkraut gegen Fieber, die Vitamin-C-Mangelkrankheit Skorbut und als Wundmittel.

Verwendete Pflanzenteile: Blätter.

Bekannte Wirkstoffe: Wenig erforscht.

Wissenschaftlich nachgewiesene Wirkung: Wenig erforscht.

Verwendung in der modernen Pharmaindustrie: Ohne Bedeutung.

Heute mögliche Anwendung der Hildegardrezepte: Die heute als Zierblume beliebte Pflanze ist nur noch historisch interessant und spielt auch in der Naturheilkunde – nach bisherigen Forschungsergebnissen – kaum mehr eine Rolle.

Pfingstrose

beruhigt den Magen

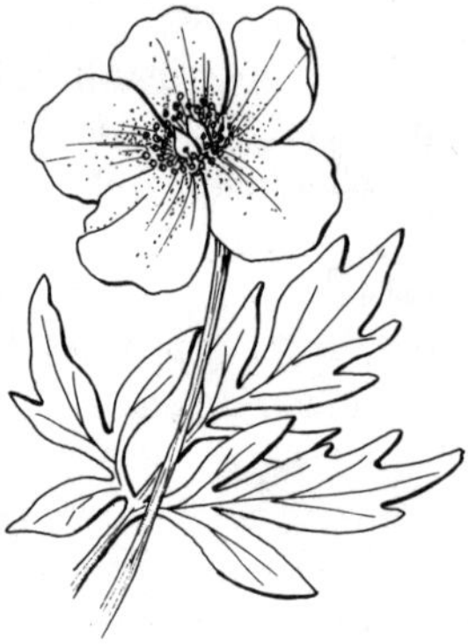

Paeonia officinalis L.

Andere Bezeichnungen: Gichtrose, Paeonia peregrina Mill., Blutrose, Marienrose, Prangerrose, Schreckrose, Zahnkoralle.

Beschreibung der Pflanze: Stauden aus der Familie der Pfingstrosengewächse (Paeoniaceae). Der walzenförmige, knollig verdickte Wurzelstock treibt bis zu 60 Zentimeter hohe Stengel mit karminroten Blüten und lederartigen Blättern. Es gibt unzählige Arten, auch mit gefüllten Blüten, die als Zierpflanze gehalten werden. Die schönsten Formen hat als erster der Münchner Forschungsreisende von Siebold aus Japan mitgebracht.

Verwendung bei der heiligen Hildegard von Bingen: Nach einem Rezept sollte ein unter Magenschmerzen Leidender fünf Tage lang jeweils etwas Wein trinken, dem im Mörser zu Brei verrührte Kräuter beigegeben waren. Sie bestanden aus acht Teilen Pfingstrose, zwei Teilen Eberraute und einem Teil Fünffingerkraut. Dann heißt es: »Die Pfingstrose stärkt durch ihre Wärme den Magen.«

Geschichte: Die Pfingstrose gilt bei Plinius als die älteste Gartenpflanze. Wurzel und Samen wurden schon früh als Arznei verwendet. Der Götterarzt Paeon soll sie bereits verordnet haben. Dioskurides empfiehlt die Pflanze bei Unterleibserkrankungen und – wie später die heilige Hildegard – als Magenmittel: »In Wein getrunken hilft sie bei Magenschmerzen ...« Die Araber übernahmen die Pflanze in ihre medizinischen Schriften, aus denen die Texte später wieder in europäische Sprachen rückübersetzt wurden. Auch Dürer malte die Pfingstrose.
Im 16. Jahrhundert erlebte die Pflanze in ihrer medizinischen Anwendung ihre Blütezeit. Extrakte daraus sollten gegen viele Krankheiten helfen. »Paeonia macht harnen, reinigt Leber und Nieren ...«, heißt es in einem zeitgenössischen Kräuterwerk. Vom 17. Jahrhundert an geht ihr »Ansehen« als Arzneimittel jedoch immer mehr zurück. Im

18. Jahrhundert heißt es in einem Kräuterbuch: »Man hält die Pfingstrose umsonst für gut bei Zuckungen und Fallsucht. Die Blumen werden selten, mehr aber der aus ihnen zubereitete Saft, gebraucht. Die ganze Kraft der Wurzeln gründet sich auf Märchen, die der Aberglaube ausgeheckt hat, und in den Apotheken bleiben solche Sachen immer eingeführt, solange der Pöbel aller Stände Geld dafür gibt. Der Vater der Arzneikunst hat diese Wurzel bei Mutterbeschwerden gebraucht – und da mag sie auch noch zu Zeiten dienlich sein.«

Abergläubische Vorstellungen bemächtigten sich der Pflanze. Schon Plinius schrieb: »Die Pfingstrose hilft gegen die Neckereien der Faune des Schlafes.« Man könnte dies aber auch als Bezeichnung für »Alpdrücken« als Folge zu vielen Essens übersetzen. Kinder sollte das Kraut vor Gespenstern schützen: »Das Kraut in die Kinderwiegen gestecket, bewahrt die Kinder für Schrecken, so den Kindern gewöhnlich in der Nacht zufallen, wiewohl auch anderer Gespenst.«

Die verschiedenen Bezeichnungen für die Pfingstrose erinnern noch an eine Vielzahl von Beschwerden, gegen die sie helfen sollte. Sie hieß auch »Gichtwurz«, weil man hoffte, sie könnte diese Krankheit bezwingen. Die Körner hießen »Gichtkörner«. In Oberbayern gibt es für die Samen auch die Bezeichnung »Apollonia-Körner«. Die heilige Apollonia ist die Schutzpatronin der Zahnleidenden – die Körner der Pfingstrose wurden den »zahnenden Kindern«, zu einer Kette aufgereiht, umgehängt.

Verwendete Pflanzenteile: Samen, Blüten, Blätter.

Bekannte Wirkstoffe: Schon 1824 wurde die Wurzel erstmals chemisch analysiert. Aus dem Jahr 1879 gibt es eine weitere Arbeit des Chemikers Stahre, der im Samen 23,6 Prozent fettes Öl, 1,4 Prozent Zucker, 11 Prozent Eiweißstoffe sowie alkaloidartige Verbindungen gefunden hat. Genau erforscht sind die Wirkstoffe der Pflanze aber noch nicht.

Wissenschaftlich nachgewiesene Wirkung: Noch nicht im einzelnen erforscht.

Verwendung in der modernen Pharmaindustrie: Inhaltsstoffe werden zum Beispiel bei homöopathischen Präparaten gegen Gicht und Magenkrämpfe eingesetzt. Eine wissenschaftliche Begründung für diese Anwendung fehlt.

Heute mögliche Anwendung der Hildegardrezepte: Die noch relativ unerforschten Wirkstoffe sollten möglichst nur für homöopathische Mittel verwendet werden. Aus Blüten gewonnener Tee wirkt auf den Magen – wie Hildegard richtig erkannte –, kann in größeren Mengen aber zu Kopfschmerzen und Übelkeit führen. Für eine medizinische Anwendung ist die Pflanze zuwenig erforscht. Kleine Mengen schaden sicher nicht. Deshalb werden Blütenblätter der Pflanze auch zum »Schönen« von anderen Tees verwendet.

Beschaffung des Heilmittels: Apotheken liefern Tinkturen. Im Handel sind auch getrocknete Blütenblätter und Wurzeln.

Bezeichnung im pharmazeutischen Fachhandel: Paeoniae flos (Blüten), Paeoniae radix (Wurzeln).

Ringelblume

Sie hilft innerlich und äußerlich

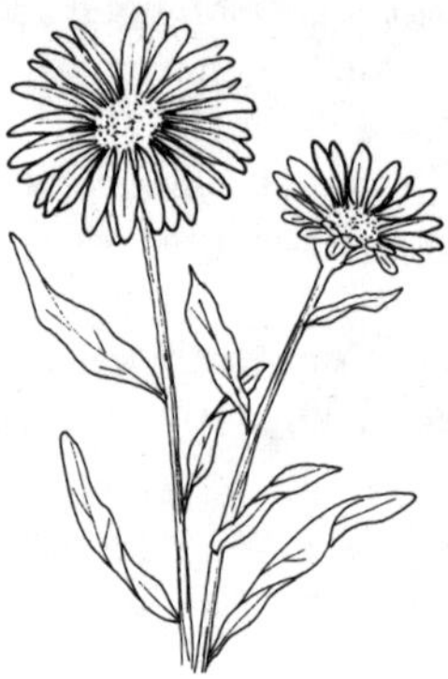

Calendula officinalis L.

Andere Bezeichnungen: Goldblume, Regenblume, Ringelrose, Studentenblume, Gartendotterblume, Sonnenwende.

Beschreibung der Pflanze: Gehört zur Familie der Korbblütler (Asteraceae). Sie wird etwa 30 Zentimeter hoch und hat gelbe bis gelborange Blüten. Die Fruchtstände stehen im Kreis – daher »Ringel«blume. Rund 20 verschiedene Arten sind bekannt.

Verwendung bei der heiligen Hildegard von Bingen: Bei Verdauungsbeschwerden war Ringelblumensaft mit Bohnenmehl zu vermischen. Aus der Masse produzierte man dann im »schon etwas abgekühlten Backofen« kleine Küchlein, die zu essen waren.

Geschichte: Eine Ringelblume im Garten war für den Bauern oft besser als der Wetterbericht: Waren die Blüten beim Aufstehen schon geöffnet, blieb es den ganzen Tag schön. Nach sieben Uhr früh noch geschlossene Blüten kündigten Regen an. Doch nicht nur dafür waren die Blumen vor dem Haus gut: Die Bäuerin bereitete schon vor Jahrhunderten daraus einen hervorragenden Gesundheitstee.
Später wurden die typischen gelben Blütenblätter zur Verfälschung des teuren Safrans verwendet. Außerdem stellte man daraus ein Butterfärbemittel her. In der Volksmedizin wurde Tee aus Ringelblumenblüten wie zu Hildegards Zeiten als Magenmittel und – nach der damals vertretenen Signaturlehre – auch gegen Gelbsucht getrunken. Fälschlicherweise glaubte man, aufgrund der Farbe von Pflanzenstoffen auf ihre Heilwirkung schließen zu können. Außerdem setzte man Ringelblumensalben bei Ausschlägen und Wunden ein.

Verwendete Pflanzenteile: Blütenblätter.

Bekannte Wirkstoffe: Ätherisches Öl, Bitterstoffe, sogenannte Flavone (hauptsächlich ein Stoff mit dem Namen Quercetin-

und Kämpferol-O-glykoside) sowie dem Karotin ähnliche Farbstoffe.

Wissenschaftlich nachgewiesene Wirkung: Die verschiedenen Stoffe wirken abführend, galle- und harntreibend sowie wundheilend. Die biologische Funktion der Flavone ist noch nicht genau erforscht. Wahrscheinlich schützen sie Pflanzen gegen Viren, kontrollieren ihr Wachstum mit und locken vielleicht Insekten an. Hier wird noch geforscht.

Verwendung in der modernen Pharmaindustrie: Der Ringelblume sagt man eine Wirkung gegen Viren nach. Deshalb sind Extrakte daraus Bestandteil verschiedener homöopathischer Medikamente gegen Grippe. Eine wissenschaftliche Begründung dafür gibt es noch nicht. Möglicherweise verhindern die Präparate, daß Viren in die Zelle eindringen können. Ringelblumensalben werden heute vermehrt angeboten. Ihre Wirkung bei äußeren Verletzungen wird mit bakterienabtötenden Inhaltsstoffen erklärt. Als sogenannte Standardzulassung bekamen Ringelblumenblüten in der Darreichungsform Tee die Zulassungsnummer 1209.99.99.

Heute mögliche Anwendung der Hildegardrezepte: Teeaufgüsse aus Ringelblumen können – innerlich angewandt – bei Beschwerden im Bereich der Galle helfen. Empfohlen wird eine Tasse täglich mehrmals vor den Mahlzeiten.
Äußerlich in Form von Spülen, Gurgeln, Umschlägen angewandt – dies ist die einzige Anwendungsempfehlung in der Standardzulassung –, helfen Aufgüsse aus Ringelblumenblüten bei Entzündungen von Haut- und Schleimhäuten, Riß-, Quetsch- und Brandwunden.

Beschaffung des Heilmittels: Ringelblumen lassen sich leicht im Garten ziehen.
Viele Apotheken, die Naturheilmittel führen, bieten Ringelblumen fertig abgepackt und entkeimt in »Arzneibuchqualität« an.

Zubereitung: Getrocknete Blüten (zwei bis drei Teelöffel pro Tasse, also etwa drei bis vier Gramm) mit heißem Wasser übergießen und zehn Minuten ziehen lassen.
So mancher hat vermutlich schon Tee mit Ringelblumenbestandteilen getrunken, ohne davon zu ahnen: Wegen der schönen Färbung werden getrocknete Ringelblumenblüten nicht selten auch zum »Schönen« von anderen Teesorten verwendet.
Als Gurgelwasser bei Entzündungen im Mund- und Rachenraum nimmt man den noch warmen Aufguß. Wenn (nicht mehr offene!) Wunden zu behandeln sind, wird Leinen, Zellstoff oder ähnliches Material mit dem Aufguß durchtränkt und auf die Wunden gelegt. Die Umschläge müssen täglich mehrmals gewechselt werden.

Bezeichnung im pharmazeutischen Fachhandel: Calendulae flos (Blüten) in verschiedenen Sorten.

Salbei

Das Gurgel- und Magenmittel, das auch den Schweiß reduziert
Überhohe Dosierungen, über längere Zeit gegeben, können gefährlich werden!

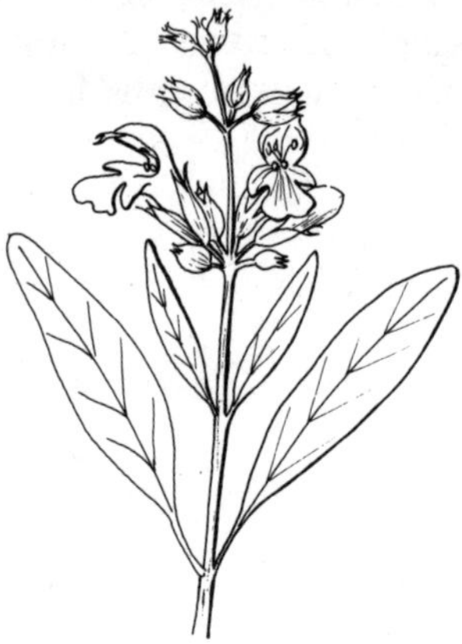

Salvia officinalis L.

Andere Bezeichnungen: Gartensalbei, Edelsalbei, Muskatenkraut, Kreuzsalbei, G'schmackblatteln, Zupfblatteln.

Beschreibung der Pflanze: Bis zu einem Meter hoher Strauch aus der Familie der Lippenblütler (Lamiaceae). Er hat längliche, weißlichblaue Blätter und blaue Blüten. Insgesamt sind 500 verschiedene Arten bekannt.

Verwendung bei der heiligen Hildegard von Bingen: Viele Rezepte machen sich die Wirkstoffe dieser Heil- und Gewürzpflanze zunutze, etwa eine (aus zu jeweils gleichen Gewichtsteilen herzustellende) Salbe aus Salbei, Majoran, Fenchel und Andorn (von dem etwas mehr zu nehmen ist) sowie Butter. Sie wird bei »Kopfschmerzen als Folge einer Verqualmung des Magens« angewandt. Bei Leibschmerzen wird ein gekochtes, warmes Kräuterbüschel auf die schmerzende Stelle gelegt, das aus einem Teil Salbei, zehn Teilen Raute und fünf Teilen Zaunrübenwurzel besteht. Verschiedene Medikamente sind bei Durchfällen u. ä. innerlich einzunehmen.

Geschichte: Die Pflanze galt in der Antike fast als Allheilmittel. Ihr Name wurde schon im Althochdeutschen aus dem Lateinischen entlehnt. Salbei hieß »Salvela« von »salvere« = sich wohl fühlen. Hippokrates. (460–377 v. Chr.) empfahl ihn Lungenschwindsüchtigen. Über Italien kam die Pflanze schließlich nach Mitteleuropa (sie ist schon in der mehrfach erwähnten Landanbauordnung »Capitulare de villis« verzeichnet), ja sogar bis England.

»He that would live for aye
Must eat sage in May«

»Wer leben will sehr lange,
muß Salbei essen im Mai.«

Ein oft zitiertes Sprichwort entstand schon im 10. Jahrhundert in der berühmten Medizinschule von Palermo, die ja besonders enge Beziehungen zum Orden der heiligen Hildegard hatte:

»Cur moritur homo,
cui Salvia crescit in horto?
Contra vim mortis
non est medicamen in hortis.«

»Warum stirbt der Mensch,
in dessen Garten Salbei wächst?
Gegen die Macht des Todes,
gibt es kein Heilmittel in den Gärten.«

In der Alten Pinakothek in München hängt ein von Albrecht Altdorfer (1480–1538) geschaffenes Gemälde, in dem der Künstler der Muttergottes neben der Königskerze und dem Bilsenkraut auch den Salbei zuordnete. Das beliebte Gewürz und Heilkraut war zugleich eine Marienpflanze.
Gleichzeitig galt Salbei als Zauberkraut, besonders auch in Sachen Liebeszauber. »Um die Liebe zu einer Person zu erwecken«, wird in einem Spruch aus Pommern empfohlen: »Nimm drei Salbeiblätter und schreibe auf das erste: »Adam und Eva«, auf das andere »Jesu Maria«, auf das dritte deinen und ihren Namen. Brenne diese Blätter zu Pulver und bringe dies der Person beim Essen oder Trinken bei.« Auch konnte man die eigenen Haare und jene der Angebeteten durch ein Salbeiblatt ziehen und dieses unter der Türschwelle der Verehrten vergraben.
Königin Elisabeth I. von England (1558–1603) fand besonderen Gefallen am Duft der Pflanze und ließ Salbei aus diesem Grund anbauen. Selbst ein Kräuterlikör wurde einmal aus Salbei gebraut. Hieronymus Bock nahm das Rezept in sein Kräuterbuch auf. Salbeiblätter und Blüten wurden mit Lavendel, Muskatnuß, Nelken, Ingwer, Zimt und anderen Kräutern in gutem Wein vier Tage erhitzt und destilliert. Für

Muskatellerweine verwendete man das aus den Blüten gewonnene Muskatellersalbeiöl als Aromastoff.

Verwendete Pflanzenteile: Blätter, seltener Blüten.

Bekannte Wirkstoffe: Ätherische Öle, besonders mit Thujon, Campher, Borneol, Bornylacetat, Gerbstoffe.

Wissenschaftlich nachgewiesene Wirkung: Therapeutische Mengen des Salbeis reduzieren die Tätigkeit der Schweißdrüsen (und auch der Milchdrüsen). Eine übergroße Menge (etwa das Zehnfache der normalen Dosis) wirkt dagegen schweißtreibend. Bei der 200fachen Dosis können erhebliche Vergiftungserscheinungen auftreten.
Die äußere Anwendung bei Hildegard von Bingen behält heute durchaus noch ihren Sinn, weil die Wirkstoffe auch durch die Haut wirken. Das ätherische Öl ist in der Lage, Pilze und Bakterien zu töten.

Verwendung in der modernen Pharmaindustrie: Salbei ist Bestandteil von Medikamenten gegen übergroße Schweißabsonderung. Salbei ist für Lungenkranke besonders wichtig, weil starker Nachtschweiß immer wieder das Risiko von Erkältungen mit sich bringt. Auch Frauen in den Wechseljahren oder Nervöse können darauf angewiesen sein. Wegen der erwähnten antibakteriellen Wirkung sind Extrakte der Pflanze Bestandteil von Mundwässern, Tinkturen zum Einpinseln des Zahnfleisches usw. Außerden ist Salbei Bestandteil vieler Hustenmittel auf pflanzlicher Basis. Als sogenannte Standardzulassung bekamen Salbeiblätter in der Darreichungsform Tee die Zulassungsnummer 1229.99.99.

Heute mögliche Anwendung der Hildegardrezepte: Tee wird heute noch als beliebtes Gurgelmittel zur Munddesinfektion, aber auch als Heilmittel bei Magen-Darm-Katarrh (Dyspepsie, Gastritis) sowie zur Verminderung erhöhter Schweiß- und Speichelsekretion verwendet. Auch eine weitere äußerliche Anwendung ist noch üblich: z. B. das Pinseln des Zahnfleisches bei Entzündungen. Mehr als 15 Gramm Salbeiblätter pro Aufguß führen jedoch zu schädlichen Nebenwirkungen, die sich durch Hitzegefühl, Pulsbeschleunigung, Durst und Mundtrockenheit äußern. Dasselbe gilt für die Daueranwendung.

Beschaffung des Heilmittels: Salbei ist im Garten leicht zu ziehen. Der Handel bietet getrocknete Salbeiblätter an, für Tees gibt es sie auch gebrauchsfertig im Aufgußbeutel. Außerdem liefern Apotheken Salbei-Preßsaftextrakte.

Zubereitung: Tee für innerliche Anwendung bei Magen- und Darmbeschwerden: Nicht mehr als ein Teelöffel Salbei (etwa zwei Gramm) mit heißem Wasser überbrühen und mehrmals täglich trinken. Zum Gurgeln und zur Behandlung des Nachtschweißes einen Eßlöffel Salbei nehmen (etwa fünf Gramm). Bei Nachtschweiß muß der Tee zwei Stunden vor dem Schlafengehen getrunken werden. Von reinem Salbeisaft etwa 20 Tropfen in ein Glas Wasser zum Gurgeln geben. Nach einem alten Hausmittel kann man etwas Honig hinzufügen.

Bezeichnung im pharmazeutischen Fachhandel: Salviae herba (das ganze Kraut), Salviae folium (Blätter) sowie auch Salviae radix (Wurzeln).

Sanikel

ist immer noch ein gutes Hausmittel

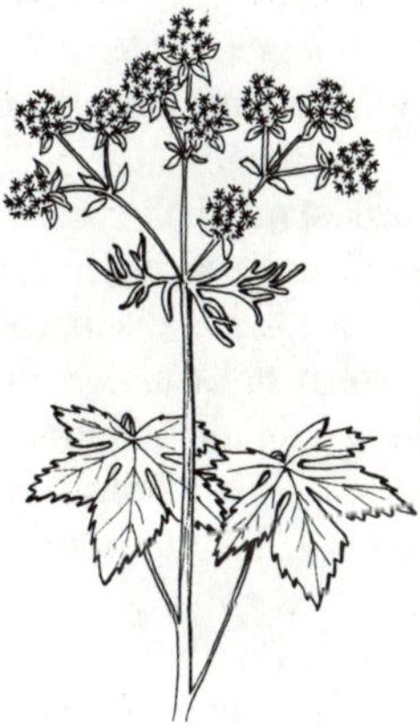

Sanicula europaea

Andere Bezeichnungen: Heilkraut, Bruchkraut, Heil aller Schäden, Scherneckelkraut.

Beschreibung der Pflanze: Bevorzugt in Buchenwäldern wachsendes Kraut mit handförmigen, größtenteils grundständigen Blättern und einem bis zu 50 Zentimeter hohem Stengel, auf dem sich schneeweiße Blütendolden entwickeln. Die Pflanze kommt in den Gebirgswäldern Afrikas, Europas und Asiens vor. Es gibt mindestens 30 verschiedene Arten, die zur Familie der Doldenblütler (Apiaceae) gehören.

Verwendung bei der heiligen Hildegard von Bingen: Sanikel wird bei Magen- und Darmbeschwerden empfohlen.

Geschichte: Hildegard ist möglicherweise die erste gewesen, die Sanikel als Heilpflanze schriftlich erwähnte. Nach ihrer Zeit entwickelte sich das Kraut zu einer Allheilpflanze. Noch heute gibt es in Bayern heilkundige Frauen, die mit dem Kraut schwer zu behandelnde Wunden, aber auch Magen- und Darmprobleme sowie eine Reihe weiterer Beschwerden zu bessern suchen.

Verwendete Pflanzenteile: Blätter.

Bekannte Wirkstoffe: Ätherisches Öl, Saponine, Harze, Gerb- und Bitterstoffe, Allantoin.

Wissenschaftlich nachgewiesene Wirkung: Saponine hemmen Pilze und Bakterien, das Allantoin, das im tierischen Körper nur im Harn enthalten ist und auch im Beinwell (siehe dort) vorkommt, fördert die Wundheilung. Es entwickelt sich gefäßreiches Bindegewebe über Verletzungen, das dann in Narben übergeht. Gerbstoffe können gegen Entzündungen wirken, Bitterstoffe regen die Speichel- und Magendrüsen und die Galle an.

Verwendung in der modernen Pharmaindustrie: Spielt keine Rolle.

Heute mögliche Anwendung der Hildegardrezepte: Bei Erkältungen oder leichten Magenbeschwerden kann ein Teeaufguß helfen. Auch als Badezusatz oder Gurgelwasser ist das Heilkraut nützlich.

Beschaffung des Heilmittels: Da es nicht so häufig gefunden wird, empfiehlt sich schon aus Naturschutzgründen der Kauf der getrockneten Droge in der Apotheke oder im Fachhandel.

Zubereitung: Ein Teelöffel getrocknetes Kraut pro Tasse mit heißem Wasser übergießen und etwas ziehen lassen. Zwei Tassen davon täglich trinken, gurgeln oder dem Badewasser zugeben.

Bezeichnung im pharmazeutischen Fachhandel: Saniculae herba (das ganze Kraut) oder Saniculae radix (die Wurzeln).

Schafgarbe

kann manchmal mehr bewirken als die Kamille
Bei Allergien sofort abbrechen und Arzt aufsuchen!

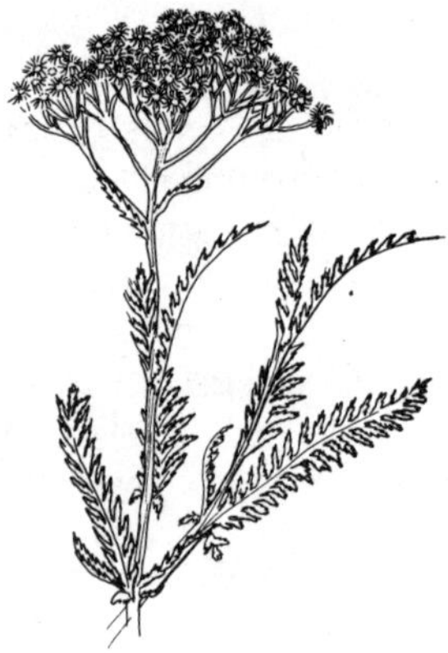

Achillea millefolium L.

Andere Bezeichnungen: Schafszunge, Garbenkraut, Gemeine Schafgarbe, Gotteshand, Bauchwehkraut, Jungfrauenkraut, deutscher Bertram, Katzenkraut.

Beschreibung der Pflanze: Eine der häufigsten Pflanzen unserer Vegetation. Ihre auf bis zu 80 Zentimeter hohen Stengeln stehenden weißen Blüten bestimmten oft das Bild von Wiesen, auf denen kein Unkrautvernichtungsmittel angewandt wurde. Sie zählt zur Familie der Korbblütler (Asteraceae). Ihre jungen Blätter dienten früher als Suppenwürze.

Verwendung bei der heiligen Hildegard von Bingen: Eine Vielzahl von Rezepten enthält Schafgarbe. Bei dreitägigem Fieber sollte ein Teil Schafgarbe mit zwei Teilen Farn in gutem Wein gekocht und getrunken werden. Bei Nasenbluten wurden ein Teil Dill und zwei Teile Schafgarbe auf die Stirn gelegt. Warme Kräuter (ein Teil Fenchelkraut, zwei Teile Schafgarbe) wurden gekocht und auf die Schläfen gelegt. Ein anderes Rezept galt für Menstruationsstörungen. Neun Teile Preiselbeeren, drei Teile Schafgarbe, ein Teil Raute und zwölf Teile Osterluzei wurden zerstoßen und in Wein gekocht. Weißer Pfeffer, Gewürznelken und Honig kamen nach einem komplizierten Verfahren dazu. Der »klare Trank«, der daraus entstehen mußte, war »vor und nach dem Frühstück« zu trinken.
Bei »Augentrübung durch Weinen« mußte eine zu Brei gestoßene Schafgarbe aufgelegt werden.

Geschichte: Die oft als Unkraut angesehene Pflanze erinnert mit ihrem lateinischen Namen an Achilles, den »schönsten und tapfersten Krieger vor Troja«. Der heil- und pflanzenkundige Zentaur Chiron, der ihn erzog, soll ihm die Schafgarbe als »Wundermittel« empfohlen haben. Achilles wandte die Kenntnisse des Chiron an und heilte mit der Schafgarbe Telephos, den König der Myser.
Im europäischen Mittelalter war die Schafgarbe sehr beliebt. Überliefert ist der Bauernspruch:

»Gedeihen Schafgarbe und Löwenzahn,
ist's um den Menschen wohlgetan.«

Die Pflanze gehörte zum Kräuterbüschel am Maria-Himmelfahrts-Tag, aus den jungen Sprossen wurde auch ein Salat bereitet.
In nordischen Ländern braute man Bier daraus, und das Gewächs galt natürlich eine Zeitlang auch als Zaubermittel. Bei sich getragen, sollte es vor bösen Einflüssen bewahren.

Verwendete Pflanzenteile: Blüten.

Bekannte Wirkstoffe: Ätherisches Öl mit einem unterschiedlich hohen Anteil an Chamazulen, das auch in der Kamillenblüte enthalten ist, der Bitterstoff Achillin, Gerbstoffe, Cholin, Furocumarin.

Wissenschaftlich nachgewiesene Wirkung: Chamazulen, Kamillenblauöl (in der Pflanze farblos, wird erst beim Destillieren blau), hat dieselbe Wirkung wie das Kamillenöl. Es ist entzündungshemmend und schleimhautberuhigend vom Rachenraum bis in den Darm und wirkt, eingeatmet, auch auf die Lunge. Bei der Schafgarbe kommt dazu aber noch ein Bitterstoff, der Muskulatur und Gefäße anregt. In dieser Kombination von »Entzündungshemmung« und »muskulaturanregend« sieht der Nestor der deutschen Pflanzenheilkunde, Dr. R. F. Weiß, die Besonderheit der Schafgarben-Heilwirkung, die sie etwa zur Behandlung von bestimmten Frauenleiden (»vegetative Störungen im Bereich des kleinen Beckens«) besonders geeignet machen. Andere Bestandteile wirken krampflösend.

Verwendung in der modernen Pharmaindustrie: Schafgarbenextrakte sind in Medikamenten enthalten, die krampflösend wirken oder Magen- sowie Darmbeschwerden heilen sollen. Es gibt auch eine Rezeptur, die bei bestimmten Frauenkrankheiten helfen soll. Als sogenannte Standardzulassung bekam Schafgarbenkraut in der Darreichungsform Tee die Zulassungsnummer 1249.99.99.

Heute mögliche Anwendung der Hildegardrezepte: Die Extrakte der Schafgarbe enthalten ähnliche Wirkstoffe wie die Kamille und noch etwas mehr. Sie sind ebenfalls entzündungshemmend. Der weitere Wirkstoffkomplex läßt die Pflanze jedoch auch appetitanregend, blähungstreibend und krampflösend wirken. Bei der Behandlung von krampfartigen Magen-Darm-Gallen-Störungen, bei Magenkatarrh (Gastritis) und Appetitlosigkeit ist ein Schafgarbentee hilfreich. Drei- bis viermal täglich wird eine Tasse mit frisch bereitetem Teeaufguß zwischen den Mahlzeiten empfohlen. Aber: Keine Behandlung von sogenannten »Frauenkrankheiten« ohne ärztliche Führung.
Gegen Korbblütler empfindliche Menschen können nach dem Genuß von Schafgarbentee Allergien bekommen.

Beschaffung des Heilmittels: Schafgarbe wächst nahezu überall. Getrocknete Blüten lassen sich lose kaufen. Angeboten wird ein Teeaufgußbeutel aus Schafgarbenkraut. Außerdem gibt es gebrauchsfertige Schafgarben-Frischsäfte.

Zubereitung: Ein bis zwei Teelöffel getrocknete Schafgarbe pro Tasse mit heißem Wasser übergießen und zehn Minuten ziehen lassen. Zwei- bis dreimal am Tag trinken. Die handelsüblichen Frischsäfte werden zwei- bis dreimal am Tag – jeweils ein Eßlöffel voll – genommen.

Bezeichnung im pharmazeutischen Fachhandel: Millefolii flos (Schafgarbenblüten), Millefolii folium (Schafgarbenblätter), Millefolii herba (das ganze Kraut).

Schlüsselblumen

liefert einen Tee bei Erkältung

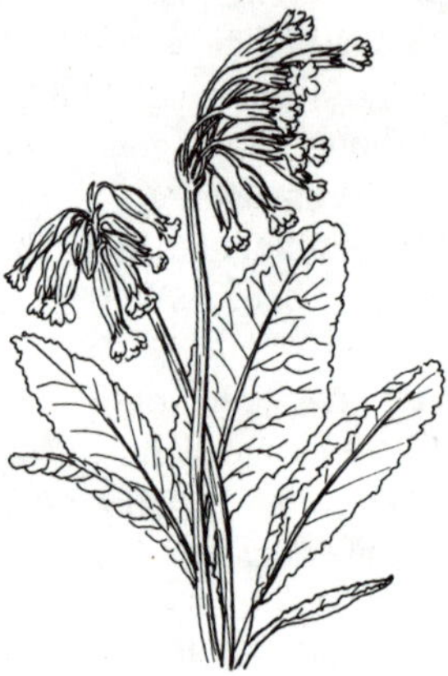

Primula officinalis L.

Andere Bezeichnungen: Himmelsschlüssel, Petersschlüssel, Marienschlüssel, gelbe Zeitlose, Primel, Primula veris.

Beschreibung der Pflanze: Bis zu 25 Zentimeter hohe Blume aus der Familie der Primelgewächse (Primulaceae). Aus den rosettenartig angeordneten Blättern wächst ein nackter Stengel, an dem sich die typischen gelben, in Dolden angelegten Blüten entwickeln. Es gibt 500 verschiedene Arten von Primelgewächsen in den gesamten gemäßigten Zonen der Erde (sowohl auf der Nord- als auch auf der Südhalbkugel).

Verwendung bei der heiligen Hildegard von Bingen: Bei Schmerzen waren die Schlüsselblumen äußerlich aufzulegen (etwa am Kopf). Für die innerliche Anwendung gibt es heute keine pharmakologische Begründung: Die Äbtissin empfahl einen aus den Blumen bereiteten Trank bei Lähmungen.

Geschichte: Die Schlüsselblume findet sich selten in den Arzneibüchern der Griechen und Römer – was nicht verwundert, da sie als Pflanze der gemäßigten Zone in deren Heimat kaum vorkommt. In Mitteleuropa galt sie jedoch nicht nur als Heilkraut, sondern zugleich als Zauberblume. Unzählige Sagen ranken sich um sie. Meist führen Himmelsschlüssel darin zu verborgenen Schätzen. Etwa bei der Geschichte um das Sternecker Schloß bei Roth (nahe Bad Kissingen, Bayern): Ein junger Mann pflückt die Blume am Weihnachtstag und steckt sie an seinen Hut. Es »zieht« ihn in ein Schloß, in dem sich Berge von Weizenkörnern finden. Er steckt eine Handvoll ein und geht heim. Dort wurden die Weizenkörner zu Goldkörnern.

Die Landbevölkerung braute aus den Blüten Tee gegen Gicht, Rheuma, Kopfweh und Herzschwäche. Auf dem Arzneisektor gelangte die Schlüsselblume während des Ersten Weltkriegs zu größerer Bedeutung. Damals stand die nur in Amerika und Kanada wachsende Klapperschlangenwurz, aus der man auswurffördernde Extrakte gewann, plötzlich nicht mehr zur Verfügung. Man entdeckte die Schlüsselblumenwurzeln wieder, die in ihrer Qualität gleichwertig sind (vielleicht sogar besser, weil sie bei längerer Anwendung den Magen nicht so sehr reizen).

Verwendete Pflanzenteile: Früher Blüten, heute Wurzeln (aber nur von angebauten Blumen, in der Natur sind sie geschützt!).

Bekannte Wirkstoffe: In den Blütenkelchen: Saponine (etwa zwei Prozent, vorwiegend Primulin) sowie Bitterstoffe, Vitamin C. In der Wurzel: Saponine (etwa fünf bis zehn Prozent, vorwiegend Primulin), Flavone, Kieselsäure.

Wissenschaftlich nachgewiesene Wirkung: Löst den Schleim in den Atmungsorganen, harntreibend.

Verwendung in der modernen Pharmaindustrie: Extrakte der Schlüsselblumenwurzeln sind Bestandteil verschiedener Medikamente, die z. B. bei katarrhalischen Erkrankungen der Atmungsorgane, akutem Husten, Krampfhusten, entzündeten Bronchien usw. angewandt werden. Als sogenannte Standardzulassung bekamen Schlüsselblumenblüten in der Darreichungsform Tee die Zulassungsnummer 1659.99.99.

Heute mögliche Anwendung der Hildegardrezepte: Blütenkelche können gesammelt und bei Erkältungen als Tee gegeben werden. Aus den Wurzeln läßt sich eine wirkungsvolle Abkochung bereiten.

Beschaffung des Heilmittels: Blütenkelche darf man sammeln, die Wurzeln stehen unter Naturschutz. Apotheken und Fachhändler bieten Blüten und Wurzeln getrocknet an.

Zubereitung: Ein Teelöffel getrocknete Blüten pro Tasse mit heißem Wasser übergießen und ziehen lassen. Täglich etwa zwei Tassen trinken. Bei Wurzeln etwas weniger nehmen.

Bezeichnung im pharmazeutischen Fachhandel: Primulae flos (Blüten) sowie Primulae radix (Wurzeln).

Vorsicht: Es gibt auch Primelgewächse mit Giftstoffen. Die sogenannte »Becher-« oder »Giftprimel«, die vor rund 100 Jahren aus China kam, enthält in ihren Drüsenhaaren Exkrete, die oberflächliche Entzündungen der Haut verursachen (Primeldermatitis). Die Wurzeln des zu den Primelgewächsen gehörenden Alpenveilchens enthalten Saponine (besonders Cyclamin), die – gegessen – zu Lähmungen führen können. Auch bei Schlüsselblumenblüten enthält die Standard-Monographie den Hinweis: »Nach Kontakt der Blüten mit der Haut können in seltenen Fällen Überempfindlichkeiten (Allergien) in Form von Hautrötungen mit Bläschenbildung auftreten.«

Schöllkraut

Die Dosis bestimmt die Art der Wirkung
Vorsicht, kann in größeren Mengen giftig wirken!

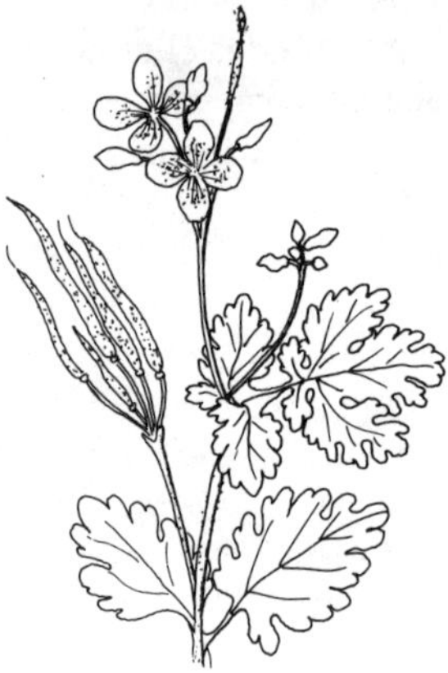

Chelidonium maius L.

Andere Bezeichnungen: Warzenkraut, Marienkraut, Gottesgabe, Schellwurz, Augenkraut, Gilbkraut, Blutkraut, Goldwurz, Hergottsblatt, Himmelsgabe, Scheelwurz, Schwulstkraut, Trudemelch.

Beschreibung der Pflanze: 30 bis 60 Zentimeter hohe Pflanze aus der Familie der Mohngewächse (Papaveraceae). Der Stengel ist stark verästelt. Die Blätter sind stark eingebuchtet, die Blüten klein, gelb und wachsen in Dolden. Die gesamte Pflanze ist von Röhrchen und Milchsaftgefäßen durchzogen. Der Milchsaft selbst ist orangefarben und kann die Haut des Menschen braun verfärben. Die Pflanze wächst bevorzugt in der Nähe von menschlichen Behausungen, an Zäunen, Hecken oder Mauern. Dies ist vielen Erzählungen nach ein besonders typisches Merkmal. Als man zwischen den Orten Oppertshofen und Mauren (bei Donauwörth) mitten im Wald – fern jeder menschlichen Ansiedlung – große Mengen von Schöllkraut fand, war man anfangs verwundert. Später aber gruben Archäologen an der Stelle und fanden in etwa einem Meter Tiefe Reste eines römischen Gebäudes.

Verwendung bei der heiligen Hildegard von Bingen: Bestandteil eines sehr umfangreichen Rezepts »zur Reinigung von Speichel und Schleim«. Schöllkrautsaft soll eine Pille aus Bockshornklee, Odermennig, Storchschnabelkraut, Farn, Galgant und weiteren Bestandteilen überziehen. »Das Schöllkraut macht die Säfte im Menschen überfließen, wohingegen die übrigen aufgeführten Kräuter dieselben zurückhalten, so daß sie leicht aus dem Menschen austreten können.« Äußerlich angewandt, sollte Schöllkrautsaft gegen Hautausschläge helfen. Deshalb nannte die Heilige das Gewächs auch die »Grintwurz«.

Geschichte: Seit 2 000 Jahren wird Schöllkraut als Heilpflanze gebraucht. Unsicher ist, ob auch die Griechen seine Heilwirkung kannten, da es in diesem Land relativ selten (nur im ätolischen Hochland) vorkommt. Pedanios Dioskurides, der

im Gefolge römischer Kriegsheere viele Länder bereiste und die Arzneimittellehre »De materia medica« verfaßte, erwähnt in seinen Büchern über das Schöllkraut: »Die Pflanze scheint den Namen Chelidonium zu haben, weil sie zugleich mit dem Eintreffen der Schwalben blüht, mit dem Abzuge derselben welkt. Einige berichten, daß wenn eine von den jungen Schwalben erblinde, die Mutter das Kraut herbeihole und den Schaden heile.«
Sein Zeitgenosse Plinius übertreibt etwas, wenn er schreibt: »... denn sie geben mit ihrer Hilfe blinden Jungen im Neste die Sehkraft wieder und, wie manche Leute behaupten, selbst in dem Fall, wo ihnen die Augen ausgestochen sind.« Andere glauben, der Name Chelidonium kommt vom griechischen »kelido«, was beflecken heißt. Tatsächlich hinterläßt der Saft ja auf der Haut braune Flecken. Die Ärzte des Mittelalters hielten es aber mehr mit der ersten Theorie, und ein medizinisches Lehrgedicht der Hohen Schule zu Salerno, die ja mit dem Orden der heiligen Hildegard eng verbunden war, lautet:

»Mutter Schwalbe, sie bringet feuchtenden Schein,
Durch Dich ihren Jungen ins Auge hinein.
Mag es auch noch so geblendet sein,
Plinius schrieb in sein Buch dies ein.«

Ein anderes Lehrgedicht besagt:

»Fenchel, Eisenkraut, Rose, die traute,
Schöllkraut, Blätter und Blüte der Raute,
Wer ein Wasser aus diesen sich braute,
Klarer und heller sein Auge da schaute.«

Die Alchimisten des Mittelalters fanden eine dritte Erklärung des Namens Chelidonium. Sie leiteten es von »celi« (Himmel) und »donum« (Gabe) ab und hofften, aus der goldfarbenen Wurzel Gold kochen zu können (daher auch die Bezeichnung »Goldwurz«).

Die deutsche Bezeichnung Schöllkraut entstand aus der Eindeutschung von »Chelidonium«.
Die hohe Wertschätzung des häufig vorkommenden Krauts brachte es mit sich, daß man in ihm bald ein Allheilmittel sah. Der deutsche Meistersinger und Dichter Hans Sachs erwähnt es übrigens auch in einem seiner Verse:

»Ich will zum nächsten Markt laufen,
Und gut, kräftige Würzel kaufen.
Als Wermut, Fenchel, Betonien,
Kamillen, Schöllkraut, Basilien.«

Aus heutiger Sicht ist interessant, daß man das Kraut schon sehr früh als gallentreibendes Mittel sah. Diese Anwendung haben die arabischen Ärzte bei Dioskurides gelesen und später an europäische Mediziner wieder zurückgegeben.
Im 18. Jahrhundert verband man mit der Pflanze viele abergläubische Vorstellungen. Im Zillertal – von wo man damals Arzneimittel importierte – hieß es, man müsse die Wurzeln des Krauts nackt und bei zunehmendem Mond ausgraben und schwindsüchtigen Menschen um den Hals hängen. Nach nordbayerischem Brauch mußten Warzen während einer Beerdigung mit Schöllkrautsaft betupft werden, um sie zum Abfallen zu bringen. Königin Elisabeth I. von England benutzte den Saft gegen Zahnschmerzen. In der ersten Hälfte des 19. Jahrhunderts setzte sich dann die Wissenschaft mit der Pflanze auseinander. Der Forscher Godefroy entdeckte schon 1824 den Hauptwirkstoff Chelidonin.

Verwendete Pflanzenteile: Kraut vor und während der Blüte.

Bekannte Wirkstoffe: Rund 24 Alkaloide wurden bisher entdeckt. Außer Chelidonin vor allem Chelerythrin, Sanguinarin und Berberin.

Wissenschaftlich nachgewiesene Wirkung: Chelidonin wirkt beruhigend und schmerzlindernd sowie krampflösend auf die glatte Muskulatur der ableitenden Gallenwege einschließlich der Gallenblase – nicht aber auf die benachbarten, etwa des Darms oder bei Frauen der Gebärmutter (das geht aus einem noch unveröffentlichten Versuch eines Arzneimittelwerks hervor). Nach neuesten Erkenntnissen regt es die Produktion der Gallenflüssigkeit jedoch nicht an. Die erwünschte Verbesserung des Gallenflusses ergibt sich ausschließlich durch die Erweiterung der Gallenwege nach einer Lösung der Krämpfe durch den Schöllkraut-Extrakt. Chelerythrin ist ein Muskelgift, das (in entsprechenden Mengen) die Schleimhäute reizt und Erbrechen hervorrufen kann. Sanguinarin kann Krämpfe erzeugen. Berberin hingegen wirkt krampflösend. Schöllkraut-Inhaltsstoffe können außerdem bestimmte Bakterien abtöten.

Verwendung in der modernen Pharmaindustrie: Schöllkraut-Extrakte sind in Medikamenten enthalten, die bei Gallen- und Leberbeschwerden eingesetzt werden. Bei Entzündungen, Spasmen der Gallenwege und der Gallenblase, Gallensteinleiden und Koliken gibt es auch ein Präparat, das ausschließlich aus Schöllkraut-Extrakt besteht.

Heute mögliche Anwendung der Hildegardrezepte: Tee kann – in geringen Mengen – auf ärztliche Verordnung bei mit der Galle zusammenhängenden Verdauungsstörungen genommen werden. Wegen der möglichen giftigen Inhaltsstoffe muß man aber die Dosis genau beachten. Wie zur Zeit der heiligen Hildegard kann Schöllkraut bei bestimmten Hautproblemen, äußerlich angewandt, helfen, da es desinfizierend wirkt. Bei empfindlichen Menschen treten aber gelegentlich Hautallergien auf.

Beschaffung des Heilmittels: Schöllkraut wächst bei uns ziemlich häufig. Wenn es nicht richtig getrocknet wird, geht jedoch ein Großteil der Wirkstoffe verloren. Im Handel erhält man getrocknete Blätter und Wurzeln.

Zubereitung: Etwa einen halben Teelöffel getrocknete Blätter pro Tasse mit heißem Wasser übergießen und etwas ziehen lassen. Nur eine Tasse pro Tag trinken!

Bezeichnung im pharmazeutischen Fachhandel: Chelidonin herba (Schöllkrautkraut), Chelidonin radix (Schöllkrautwurzeln).

Süßholz

löst den Schleim und lindert
Magenschleimhautentzündungen
Zu große Mengen können zu Wassereinlagerungen,
Hochdruck und Herzbeschwerden führen.
Nicht gleichzeitig mit Herzmitteln nehmen!

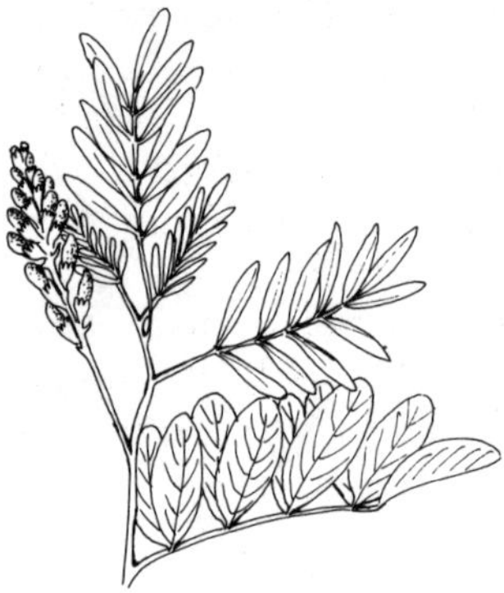

Glycyrrhiza glabara L.

Andere Bezeichnungen: Süßholzwurzel, Lakritzenwurzel, Deutsches Süßholz, Gemeines Süßholz.

Beschreibung der Pflanze: Bis zu zwei Meter hoher Strauch aus der Familie der Schmetterlingsblütler (Fabaceae). Er hat relativ große, längliche Blätter und langgestielte Blütenähren mit weißen und lilafarbenen Blüten. Für die Arzneimittelindustrie von Bedeutung ist jedoch allein die ungewöhnlich süße Wurzel, die viele Meter lange Ausläufer haben kann.

Verwendung bei der heiligen Hildegard von Bingen: Bestandteil eines Rezepts gegen Herzweh. Ein Teil Süßholz, ein Teil Zucker, fünf Teile Fenchel und etwas Honig waren für ein Getränk bestimmt, das man morgens einnehmen mußte. »Denn die Wärme des Süßholzes, des Fenchels und des Zuckers, mit der Wärme des Honigs gemischt, beseitigen den Schleim, der das Herz des Menschen schmerzen macht.« Zugleich empfahl die Äbtissin Süßholzwurzeln für ein Abführgetränk (ein Teil von einem noch nicht exakt identifizierten Gewächs, drei Teile Süßholz und sechs Teile Ingwer).

Geschichte: Seit 5000 Jahren wird in China und Japan das Süßholz als leichtes Mittel zum Abführen und zur Schleimlösung verwendet. Es ist in diesen Ländern immer noch das am meisten verwendete Naturheilmittel. (Wissenschaftler hatten 1000 alte Heilkräuterrezepte gesammelt, analysiert und durch einen Computer auswerten lassen.) Die weltberühmte Ginsengwurzel rangiert in der Beliebtheitsskala erst an dritter Stelle.
Auch die Ägypter und die Griechen nahmen Süßholz bei Erkältungskrankheiten. In Italien wird die Pflanze seit dem 13. Jahrhundert kultiviert, in Deutschland – zuerst in der Gegend um Bamberg – seit dem 15. Jahrhundert.
Wie einer ihrer Namen schon sagt, wird aus der Süßholzwurzel die berühmte Lakritze, der »Bärendreck«, herge-

stellt: Dazu wird Süßholzsaft eingedickt und mit Zucker, Stärkesirup, Mehl und Gelatine versetzt.

Verwendete Pflanzenteile: Wurzeln.

Bekannte Wirkstoffe: Glycyrrhizin, fünfzigmal süßer als Rohrzucker, sowie zahlreiche Flavonoide, Bitterstoffe, ätherisches Öl.

Wissenschaftlich nachgewiesene Wirkung: Auswurffördernd, krampflösend, entzündungshemmend (durch das Glycyrrhizin).

Verwendung in der modernen Pharmaindustrie: In Arzneimitteln zur Behandlung von Magengeschwüren und Erkältungen. Als sogenannte Standardzulassung bekamen Süßholzwurzeln in der Darreichungsform Tee die Zulassungsnummer 1309.99.99.

Heute mögliche Anwendung der Hildegardrezepte: Süßholzwurzel-Extrakte soll man zur Behandlung von Magengeschwüren ausschließlich unter ärztlicher Aufsicht verwenden. Aber als Hausmittel kann ein Tee aus der zerkleinerten Wurzel bei Erkältungen sowie zur Unterstützung der Behandlung von krampfartigen Beschwerden bei Magenschleimhautentzündungen (chronische Gastritis) helfen. Bei bestehendem Bluthochdruck (Hypertonie) sowie eingeschränkter Herz- und Nierenfunktion sollte man bei längerer Anwendung von Zubereitungen aus Süßholzwurzel den Arzt befragen. Dauereinnahmen können zu Wassereinlagerungen, in erster Linie im Gesicht und an den Fußgelenken, führen. Die Natriumausscheidung wird dabei vermindert und die Kaliumausscheidung erhöht. Wegen der erhöhten Kaliumverluste wird die Wirkung von bestimmten Herzmitteln (etwa Digitalis oder Strophantin) verstärkt. Im Monographie-Entwurf des Bundesgesundheitsamts für diese Arznei wird empfohlen, Süßholzwurzel-Extrakte nicht länger als sechs Wochen anzuwenden und in dieser Zeit wegen der vermehrten Kaliumausscheidung besonders kaliumreiche Kost (wie Bananen, getrocknete Aprikosen) zu essen.

Beschaffung des Heilmittels: Viele Apotheken und Kräuterhandlungen bieten Süßholzwurzeln bereits abgepackt und entkeimt an.

Zubereitung: Zwei bis vier Gramm zerkleinerte Süßholzwurzel pro Tasse mit heißem Wasser übergießen, etwas ziehen lassen und trinken (wegen möglicher Nebenwirkungen jedoch nicht mehr als ein bis zwei Tassen pro Tag).

Bezeichnung im pharmazeutischen Fachhandel: Liquiritiae naturalis radix (Süßholzwurzel), oft mit Zusatzbezeichnungen, die auf die Herkunft schließen lassen: China, Italien, Ostasien, Rußland usw.

Taubnessel

(Weiße) beruhigt die gereizte Magenschleimhaut

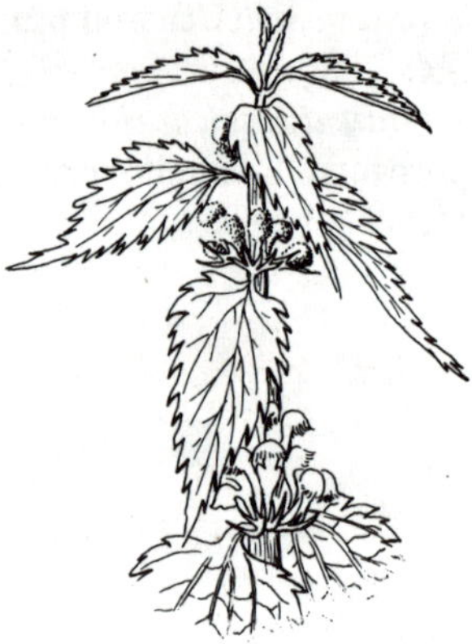

Lamium album L.

Andere Bezeichnungen: Zauberkraut, Nessel, Bienensaug, Blumennessel, milde Nessel, Wurmnessel, Sugerle.

Beschreibung der Pflanze: Bis zu 60 Zentimeter hohes Kraut aus der Familie der Lippenblütler (Lamiaceae). Sieht aus wie eine Brennessel, jedoch ohne Brennhaare. Die weißgelblichen Blüten enthalten viel Nektar. Das Kraut selbst ist geruchlos und schmeckt leicht bitter. Es gibt 40 verschiedene Arten in Europa, Nordafrika und Asien.

Verwendung bei der heiligen Hildegard von Bingen: Das weiße Taubnesselkraut ist neben dem Weißdorn die zweite Pflanze, von der wir nur sagen können, daß die Heilige sie mit großer Wahrscheinlichkeit verwendete. Auch hier findet sich in den mittelalterlichen Schriften ein Name (»binsuge« – Bienensaug), der sowohl für die Melisse als auch für die Taubnessel gelten kann. Beide Pflanzen ziehen Bienen stark an. Bei Herzbeklemmung kann – wie von der Äbtissin erwähnt – auch das Taubnesselkraut helfen, wenn diese durch Blähungen verursacht ist (»Roemheldscher Symptomenkomplex«).

Geschichte: Bei der bäuerlichen Bevölkerung waren die jungen Triebe der Taubnessel ein schmackhaftes Gemüse. Schon seit dem frühen Mittelalter wurde die Pflanze aber auch als Arzneimittel genutzt. Sie ist auf vielen Marienbildern dargestellt und auch im berühmten Gebetbuch Herzog Albrechts V. von Bayern (1528–1579) enthalten. Man sah die Pflanze in erster Linie als »Frauenmittel« an, wofür es heute keine wissenschaftliche Erklärung gibt (wenn auch viele neuere Kräuterbücher diesen Anwendungsbereich noch wiedergeben). Die Volksmedizin des Mittelalters empfahl jungen »kraftlosen, bleichsüchtigen, hinfälligen und ewig müden Mädchen« Tee aus Taubnesselkraut sowie »alten Männern, die beim Urinieren heftige Schmerzen haben, weil ihr Wasser nicht mehr abgeht«.

Verwendete Pflanzenteile: Während der Blütezeit gesammelte oberirdische Teile der Weißen Taubnessel.

Bekannte Wirkstoffe: Gerbstoffe, Schleime, ätherisches Öl.

Wissenschaftlich nachgewiesene Wirkung: Reizlindernd, blähungstreibend, krampflösend im Magen- und Darmbereich.

Verwendung in der modernen Pharmaindustrie: Wenig üblich. Als sogenannte Standardzulassung bekam Weißes Taubnesselkraut in der Darreichungsform Tee die Zulassungsnummer 1359.99.99.

Heute mögliche Anwendung der Hildegardrezepte: Tee aus dem Kraut der Weißen Taubnessel zur Unterstützung bei der Behandlung von Beschwerden im Magen-Darm-Bereich wie Magenschleimhautreizungen, Völlegefühl und Blähungen. Soweit nicht anderes verordnet, soll mehrmals täglich eine Tasse frisch bereiteter Aufguß warm zwischen den Mahlzeiten getrunken werden.

Beschaffung des Heilmittels: Die Pflanze ist sehr verbreitet. Apotheken und Kräuterhandlungen führen das Kraut der Weißen Taubnessel in getrockneter Form.

Zubereitung: Drei bis vier Teelöffel (drei bis vier Gramm) Taubnesselkraut mit heißem Wasser übergießen, 15 Minuten ziehen lassen und dann abseihen.

Bezeichnung im pharmazeutischen Fachhandel: Lamii albi herba (Kraut), Lamii albi flos (Blüten).

Tausendgüldenkraut

macht Appetit

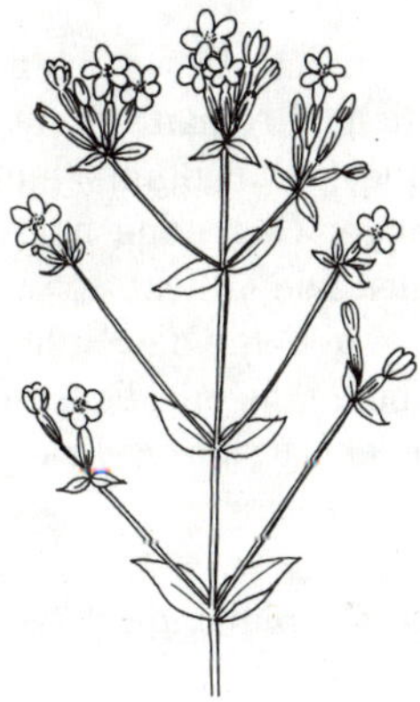

Centaurium umbellatum Gil.

Andere Bezeichnungen: Magenkraut, Fieberkraut, Gottesgnadenkraut, Apothekerblum, Gallkraut, Verschreikräutel.

Beschreibung der Pflanze: Bis zu 30 Zentimeter hohe Pflanze aus der Familie der Enziangewächse (Gentianaceae) mit kleinen, am Stengel sitzenden Blättern und rosaroten Blüten.

Verwendung bei der heiligen Hildegard von Bingen: Kraut und Wurzeln waren in Wein zu kochen und zu trinken. Gegen Gicht wurde ein Umschlag aus zu Brei gekochten Kräutern verordnet.

Geschichte: Wahrscheinlich verwendeten schon die Römer das Kraut. Den Namen führt man sowohl auf die Kentauren zurück als auch auf die Zahl »centum« (hundert) und »aures« (Gulden). In Thüringer Gegenden heißt das Kraut sogar »Millijontouzenkraut«. Die »Buckelapotheker«, die damals durch die Lande zogen, boten das Kraut als Ersatz für die nur sehr schwer zu bekommende, fiebersenkende Chinarinde an. In vielen Familien hat sich das Kraut als »Allheilmittel« bei Magenproblemen bewährt.

Verwendete Pflanzenteile: Blühendes Kraut.

Bekannte Wirkstoffe: Bitterstoffe (Gentiopikrin, Amarogentin u. a. – ähnlich der Enzianwurzel). Den Bitterstoff der Blüten kann man noch in einer Verdünnung von 1: 12 000 schmecken.

Wissenschaftlich nachgewiesene Wirkung: Die Bitterstoffe regen die Tätigkeit der Magen-, Speichel- und Gallendrüsen an und fördern so die Verdauung.

Verwendung in der modernen Pharmaindustrie: Wird als Mittel zur Appetitanregung benutzt. Auch Bestandteil von Medikamenten zur Behandlung von bestimmten Harnwegs- und Nierenerkrankungen. Als sogenannte Standardzulassung bekam Tausendgüldenkraut in der Darreichungsform Tee die Zulassungsnummer 1319.99.99.

Gegenanzeigen: Magen- und Darmgeschwüre.

Heute mögliche Anwendung der Hildegardrezepte: Tee zur Verdauungsförderung, besonders zur Förderung der Magensaftbildung (subazide Gastritis) und zur Appetitanregung. Soweit nicht anders verordnet, soll man den frischen Teeaufguß mäßig warm eine halbe Stunde vor den Mahlzeiten trinken.

Beschaffung des Heilmittels: Wird gebrauchsfertig im Teeaufgußbeutel geliefert. Die Pflanze findet sich auf Wiesen. Apotheken und Kräuterhandlungen bieten auch offene Trockenware an.

Zubereitung: Ein bis zwei Teelöffel pro Tasse (zwei bis vier Gramm) mit heißem Wasser übergießen und 15 Minuten ziehen lassen.

Bezeichnung im pharmazeutischen Fachhandel: Centaurii herba.

Thymian

ein Bronchitis-Mittel

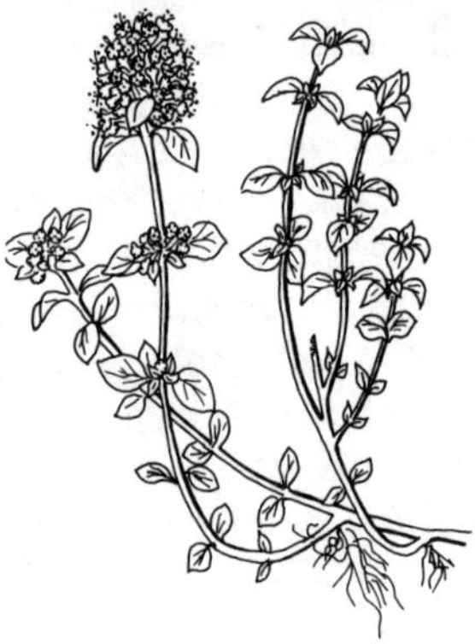

Thymus vulgaris L.

Andere Bezeichnungen: Gartenthymian, Wilder Quendel, Welscher Quendel, Römischer Quendel, Kunerle, Demut.

Beschreibung der Pflanze: 20 bis 30 Zentimeter hoher Strauch aus der Familie der Lippenblütler (Lamiaceae) mit länglichen Blättern und weißlichen oder rötlichen Blüten. In Südeuropa heimisch, wird aber in Deutschland (z. B. im Harz) und selbst noch in Norwegen kultiviert. Heimisch in Mitteleuropa ist der »Deutsche Thymian« (Thymus pulegioides L.) mit etwas weniger Wirkstoffen.

Verwendung bei der heiligen Hildegard von Bingen: Das Kraut wurde u. a. als Badezusatz empfohlen.

Geschichte: Die Griechen der Antike glaubten, Thymian – als Arzneipflanze und als Gewürz angewandt – stärke die »männlichen Eigenschaften«. Bei den Christen galt es als Kraut, das Jesus schickte, um den Menschen zu helfen. Im europäischen Mittelalter galt der Quendel dann als ausgesprochenes »Frauenkraut«. Man legte es Gebärenden ins Bett. Ein altes Gedicht lautete:

> »Quendel in Wein gesotten, und getrunken,
> bringt den Frauen ihre gewöhnliche Zeit,
> und öffnet der Mutter Tür ...«

Nach altem Glauben sollen die Wirkstoffe des Thymians auch das sexuelle Empfinden erhöhen.

Verwendete Pflanzenteile: Blätter und Blüten.

Bekannte Wirkstoffe: Ätherisches Öl, mit Thymol und Carvacrol, Gerbstoffe, Bitterstoffe.

Wissenschaftlich nachgewiesene Wirkung: Auswurffördernd, krampflösend (»was die Pfefferminze für Magen und Darm, das ist Thymian für die Luftröhre und Bronchien ...«, heißt es in einem Lehrbuch), harntreibend sowie desinfizierend.

Verwendung in der modernen Pharmaindustrie: Viele Hustenpräparate enthalten u. a. Thymian oder Wirkstoffe daraus. Als sogenannte Standardzulassung bekam Thymian in der Darreichungsform Tee die Zulassungsnummer 1329.99.99.

Heute mögliche Anwendung der Hildegardrezepte: Tee gegen Erkältungen, Bronchitis sowie Katarrh der oberen Luftwege.

Beschaffung des Heilmittels: Thymiankrauttee wird in gebrauchsfertigen Teeaufgußbeuteln geliefert. Außerdem gibt es getrocknete Blätter und Blüten sowie Öl und Sirup daraus in Apotheken und Kräuterhandlungen.

Zubereitung: Ein Teelöffel getrocknetes Kraut pro Tasse mit heißem Wasser übergießen, ziehen lassen und mehrmals täglich trinken.

Bezeichnung im pharmazeutischen Fachhandel: Thymi herba (oft mit geographischen Zusatzbezeichnungen, die auf die Herkunft deuten, z. B. Thymi marokk. herba oder Thymi span. herba).

Wacholder

hilft bei Sodbrennen
Überdosierungen können schaden!
Nicht während der
Schwangerschaft und bei Nierenentzündungen!

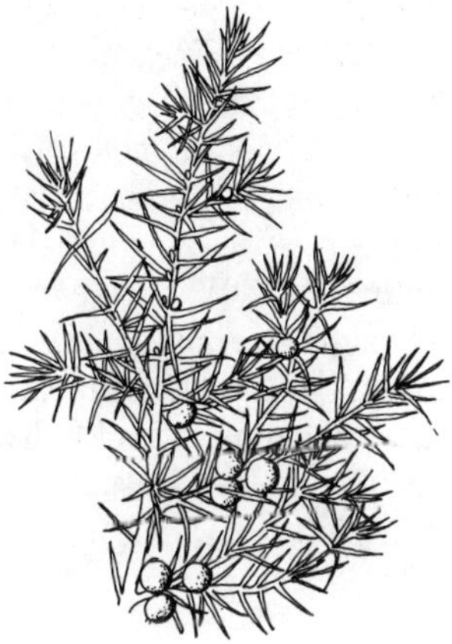

Juniperus communis L.

Andere Bezeichnungen: Kranatbaum, Kronawettbaum, Feuerbaum, Reckholder, Wachtelbeerstrauch, Weihrauchbaum.

Beschreibung der Pflanze: Harzreiche Bäume und Sträucher aus der Familie der Zypressengewächse (Cupressaceae). Als Baum kann der Wacholder bis zu 15 Meter hoch werden. Er hat spitze Nadeln und unscheinbare Blüten, aus denen sich in zwei Jahren die Beeren entwickeln. Der Wacholderwächst vorzugsweise in lichten Nadelgehölzen und auf Heiden.

Verwendung bei der heiligen Hildegard von Bingen: Bestandteil verschiedener Medikamente gegen Brustkrankheiten und Fieber.

Geschichte: Sowohl bei den Germanen als auch bei vielen anderen alten Kulturen war Wacholder in erster Linie ein Räuchermittel, das zugleich »böse Geister« vertrieb. Hippokrates (um 460–370 v. Chr.) und Dioskurides (1. Jahrhundert n. Chr.) verwendeten Wacholder als Medizin.
Darüber hinaus ist Wacholder Bestandteil vieler scharfer Getränke, zum Beispiel des »Genever«, dem Nationalgetränk der Holländer, oder auch einer Vielzahl deutscher Wacholderschnäpse.

Verwendete Pflanzenteile: Früchte.

Bekannte Wirkstoffe: ätherisches Öl, Zucker, Bitterstoffe.

Wissenschaftlich nachgewiesene Wirkung: verdauungsfördernd, harntreibend.

Verwendung in der modernen Pharmaindustrie: Bestandteil von derzeit 60 Medikamenten. Als sogenannte Standardzulassung bekamen Wacholderbeeren in der Darreichungsform Tee die Zulassungsnummer 1369.99.99.
Heute mögliche Anwendung der Hildegardrezepte: Essenzen

und Tees zur Appetitanregung. Teeaufgüsse helfen ferner bei Verdauungsbeschwerden wie Aufstoßen, Sodbrennen und Völlegefühl. Empfohlen werden drei bis vier Tassen täglich. Allerdings zeigen sich unter Umständen Nebenwirkungen. Schwangere und Menschen mit Entzündungen im Nierenbereich (Nephritis, Pyelitis) sollen überhaupt keine Wacholderbeeren-Zubereitungen zu sich nehmen. Magenempfindliche reagieren auf Wacholder manchmal mit Magenschmerzen und Übelkeit. Bei Überdosierungen und langdauernder Anwendung kann es ferner zu Nierenreizungen kommen, die sich durch Schmerzen in der Nierengegend, Harndrang, Schmerzen beim Wasserlassen sowie Ausscheiden von Blut und Eiweiß im Urin (Hämaturie und Albuminurie) anzeigen.

Beschaffung des Heilmittels: Wird gebrauchsfertig in Teeaufgußbeuteln angeboten. Apotheken und Kräuterhandlungen bieten die Ware auch lose an. Wacholderbäume stehen bei uns unter Naturschutz. Beeren dürfen aber gesammelt werden.

Wegerich

lindert Reizzustände bei Katarrhen

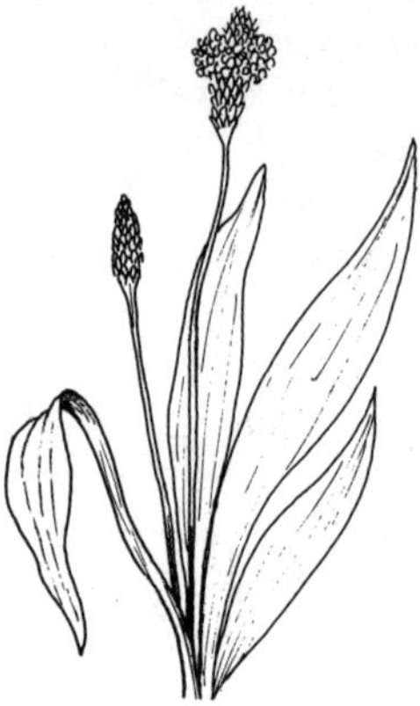

Plantago lanceolata L. (Spitzwegerich)
Plantago maior L. (Breitwegerich)
Aus den historischen Schriften ist nicht immer eindeutig zu klären, welche der beiden Arten verwendet wurde. Plantage psyllium oder Plantago afra L. bzw. Plantago arenaria Waldstein et Kitaibel und Plantago indica (für »Flohwegerich«).

Andere Bezeichnungen: Wegebreit, Wegeritt.

Beschreibung der Pflanze: Kräuter aus der Familie der Wegerichgewächse (Plantaginaceae). Typisch sind die beim Spitzwegerich länglichen, beim Breitwegerich mehr eiförmigen Blätter, meist wie eine Rosette am Boden angeordnet. Aus ihnen wachsen nackte Stengel mit unscheinbaren Blütenähren. Beim »Floh-Wegerich« entwickeln sich in den Ähren kahnförmige, flohähnliche Samen.

Verwendung bei der heiligen Hildegard von Bingen: Bestandteil eines Medikaments gegen die »Verhärtung der Leber« als Folge von »Speisen ohne Maß und Auswahl«. Ein Teil Huflattich wurde mit zwei Teilen Wegerichwurzel klein geschnitten und mit dem Schleim von Birnenmisteln in Wein eingelegt, der zu trinken war. Schwermütigen wurde ein Getränk empfohlen, das aus Wegerichwurzeln und Schwertel (vermutlich Wels), Muskatnuß und Galgant sowie Weizenmehl und Wasser bestand.
Eines der kompliziertesten Rezepte des ganzen Buchs war bei »angehextem überstarken Geschlechtstrieb« sowohl bei Männern als auch bei Frauen sowie gegen Gift und Zauber anzuwenden. Sieben Wegerichwurzeln samt Blättern mußten in der Mitte des Monats April zur Mittagszeit aus dem Boden gezogen werden. Sie wurden mit zwei Malvenwurzeln und einer Storchschnabelwurzel auf feuchte Erde gelegt und mit etwas Wasser begossen, »damit sie eine Zeitlang grün bleiben«.
»Neigt sich der Tag dann zum Abend hin, so lege die Kräuter an das Licht der Sonne, bis die Sonne untergeht. Beim Untergang der Sonne aber nimm die Kräuter von ihrem Platz weg, lege sie in der nachfolgenden Nacht wieder auf feuchte Erde und besprenge sie mit wenig Wasser, damit sie nicht zu schnell vertrocknen.«
Beim Sonnenaufgang bis zur dritten Tagesstunde waren die Kräuter zuerst »in den Schein der Morgenröte« zu legen. Dann kamen sie bis zur neunten Tagesstunde »ins volle

Sonnenlicht«. Danach mußten sie bis Mitternacht auf ein auf einen hölzernen Rahmen gespanntes Tuch gelegt werden.
»Wenn dann das Rad des Nordens wie ein Mühlrad sich dreht und wieder zur Finsternis wendet, weil es kein Licht bekommen kann und weil dann alle finsteren und nächtlichen Übel fliehen, weil die Nacht sich jetzt wieder dem Tage zuwenden muß, also: ganz kurz vor Mitternacht, lege die Kräuter in ein hohes Fenster oder auf den Türbalken oder in irgendeinen Garten, damit sie die mäßig warme Luft haben und von der Luft berührt werden können ...«
Erst nach Mitternacht durften alle Wurzeln und Blätter zerrieben, mit Bisam aromatisiert und pulverisiert werden.
»Dann aber soll jedermann die so zubereiteten Kräuter zur Abwehr von Krankheit und zur Erhaltung der Gesundheit täglich vor seine Augen, Ohren, Nase und Mund halten, damit er deren Geruch aufnehmen kann. Ist der Geschlechtstrieb bei einem Manne stark, so soll er die Kräuter in ein Tuch gebunden von den Lenden herab bis zum Glied auflegen. Eine Frau dagegen soll sie auf den Nabel legen und wird die Abkühlung merken.«

Geschichte: Wegerich ist eine der ältesten Heilpflanzen. Viele große Ärzte des Altertums empfahlen Wegerich, wobei heute nicht mehr ganz klar ist, welche Art sie meinten. Nicht nur innerlich wurde die Heilpflanze angewandt: Man fand früh heraus, daß der Saft antibiotisch wirkte, und nahm Wegerichblätter als kühlendes Verbandsmittel, bei äußeren Entzündungen usw. Interessanterweise stand, als in den historischen Schriften die verschiedenen Wegericharten einzeln bezeichnet wurden, der Breitwegerich oder »Große Wegerich« als Heilpflanze im Vordergrund. Der Spitzwegerich wird noch im »Meyers Konversations-Lexikon« von 1889 als »gute Futterpflanze für das Vieh« bezeichnet. Heute ist in Kräuterbüchern hingegen vorwiegend vom Spitzwegerich die Rede.
Der »Flohwegerich« wurde wegen seines »Flohsamens« geschätzt, der sehr viel Schleim enthält. Er ist heute Bestand-

teil verschiedener Abführmittel. Früher verwendete man ihn in den Kattundruckereien und Färbereien, zum Appretieren von Seide, zum Glänzen von Leder, zum Steifen von Wäsche, Hüten usw.

Verwendete Pflanzenteile: Blätter (jung, während der Blüte geerntet), beim Flohwegerich der Samen. Wurzeln – wie in einigen Rezepten Hildegards – werden nicht mehr verwendet.

Bekannte Wirkstoffe: Beim Spitzwegerich finden sich rund zwei Prozent Glykoside (besonders Aucubin) – der Breitwegerich hat etwas weniger davon –, Gerbstoffe, Kieselsäure, Schleim. Die Samenschale des Flohwegerichs enthält rund zehn Prozent Schleim.

Wissenschaftlich nachgewiesene Wirkung: Das Aucubin wirkt gegen Bakterien, die Gerbstoffe ziehen Haut und Schleimhäute zusammen und können bei Entzündungen helfen, die Inhaltsstoffe des Schleims stellen ebenso ein mildes verdauungsförderndes wie auch ein heilendes Mittel bei Bronchitis und Husten dar.

Verwendung in der modernen Pharmaindustrie: Vorwiegend der Spitzwegerich wird zur Herstellung von Medikamenten gegen Entzündungen im Mund- und Rachenraum verwendet. Es gibt auch industriell hergestellten Preßsaft zur Bekämpfung des Hustenreizes. Inhaltsstoffe der Schale des Flohsamens befinden sich in Arzneien gegen Verstopfung, Durchfall, Darmerkrankungen. Als sogenannte Standardzulassung bekam Spitzwegerich in der Darreichungsform Tee die Zulassungsnummer 1289.99.99.

Heute mögliche Anwendung der Hildegardrezepte: Preßsaft oder Teeaufgüsse bei Erkältungen, zur Munddesinfektion usw., Blätter eignen sich für einen Teeaufguß zur Reizlinderung bei Katarrhen der oberen Luftwege. Empfohlen wird mehrmals täglich eine Tasse frisch zubereiteter Tee.

Nicht zu empfehlen ist dagegen der in vielen Kräuterbüchern wiedergegebene Rat, selbstgepflückte Spitzwegerichblätter bzw. einen daraus gewonnenen Brei auf offene Wunden oder gar Verbrennungen zu legen. Spaltprodukte des Aucubin wirken zwar gegen Bakterien – deshalb war Hildegards Rat, Wegerich auch bei (offenen?) Knochenbrüchen anzuwenden, aus der Sicht des 12. Jahrhunderts durchaus erklärlich. Mit dem Kraut können aber auch viele andere schädliche Stoffe auf die Wunde gebracht werden, die zusätzlich reizen. Heute sind auf diesem Gebiet von der Pharmaindustrie hergestellte Wundpflegemittel überlegen.

Beschaffung des Heilmittels: Preßsaft, aber auch Samen und getrocknete Blätter werden in Apotheken angeboten. Es gibt Spitzwegerich-Kraut auch in gebrauchsfertigen Teeaufgußbeuteln.

Zubereitung: Preßsaft: Nach einem alten Hausrezept wird ein Kilogramm frische Spitzwegerichblätter klein gehackt, mit einem Kilogramm Zucker und einem halben Kilogramm Honig bei schwachem Feuer gekocht, bis die Flüssigkeit eingedickt ist, noch heiß durch ein Tuch abgießen. Zwei Eßlöffel pro Tag können bei Erkältungen und Husten helfen. Der Sirup ist jedoch nur relativ kurze Zeit haltbar und muß im Kühlschrank aufbewahrt werden. Für einen Teeaufguß nimmt man pro Tasse zwei Teelöffel (ca. drei Gramm) am besten Spitzwegerichblätter und übergießt sie mit 150 Milliliter heißem Wasser. Zehn Minuten ziehen lassen und dann abseihen.

Bezeichnung im pharmazeutischen Fachhandel: Plantaginis lanceolatae folium (Spitzwegerichblätter). Plantaginis maioris folium (Breitwegerichblätter). Psyllii nigrum semen (Samen des Flohwegerichs).

Weißdorn

kräftigt das Herz

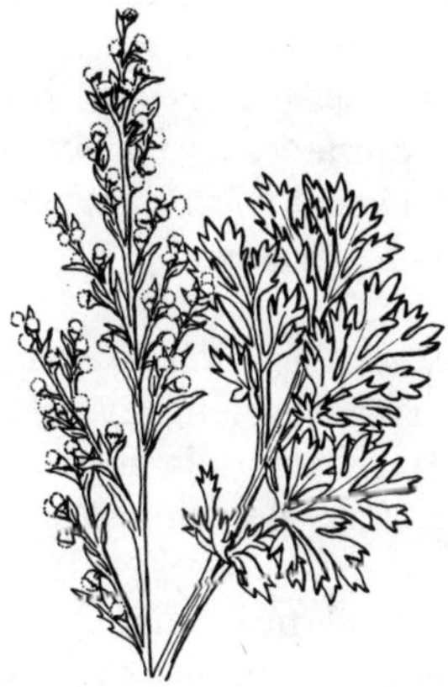

Crataegus oxyacantha L.

Andere Bezeichnungen: Hagedorn, Rotdorn, Christdorn, Mehlbeerbaum, Gemeiner Weißdorn, zweigriffeliger Weißdorn, Crataegus laevigata (Poiret) de Candolle. Dieselben Wirkstoffe enthält der eingriffelige Weißdorn (Crataegus monogyna Jacquin emend. Lindmann).

Beschreibung der Pflanze: Sträucher und Bäume aus der Familie der Rosengewächse (Rosaceae), mit Dornen, eiförmigen Blättern und in Doldentrauben angeordneten Blüten, aus denen sich die typischen roten Früchte entwickeln. Weißdorn wächst wild in buschigen Laubwäldern, besonders in Gebirgsgegenden. Beliebt ist er auch als Zierbaum in Garten- und Parkanlagen sowie an Zäunen. Sein Holz ist äußerst hart und wurde früher für Beilstiele, Dreschflegel, ja sogar Nägel verwendet. Auch Spazierstöcke entstanden aus jungen Ruten des Baums.

Verwendung bei der heiligen Hildegard von Bingen: Sehr wahrscheinlich, jedoch nicht eindeutig gesichert, da man im Mittelalter sowohl Hagebutten als auch ähnlich aussehende Weißdornfrüchte oft mit denselben Wörtern bezeichnete.

Geschichte: Schon zu germanischen Zeiten wurde der Weißdorn als Heilpflanze genutzt. Auch der berühmte Arzt Dioskurides (erstes Jahrhundert n. Chr.) beschrieb ihn. Die Dornenkrone Christi soll aus seinen Ruten geflochten worden sein. Sagen nach gelten Weißdorn-Büsche als Wohnstätten der Feen.
Ein irischer Arzt namens Green dürfte dann als erster entdeckt haben, daß die Wirkstoffe des Weißdorns bei Herzbeschwerden helfen können. Extrakte der Pflanze waren Bestandteil seines Geheimmittels gegen Herzbeschwerden.

Verwendete Pflanzenteile: Blüten, Blätter.

Bekannte Wirkstoffe: Flavonoide wie Quercetin, Hyperosid, Rutin usw., Säuren, Gerbstoffe. Die Standard-Monographie sieht als Anwendungsgebiet »nachlassende Leistungsfähigkeit« des Herzens, Druck und Beklemmungsgefühl in der Herzgegend« vor.

Verwendung in der modernen Pharmaindustrie: Als einzelne Droge oder kombiniert mit anderen Stoffen Bestandteil vieler Medikamente, die bei Herzmuskelschwäche, Altersherz, leichten Durchblutungsstörungen usw. angewandt werden. Weißdorn-(»Crataegus«-)Präparate sind in der »Roten Liste« der Ärzte in einer eigenen Gruppe zusammengefaßt. Gegenwärtig werden allein hier neun verschiedene Einzelpräparate sowie 27 Kombinationspräparate, die neben anderen Stoffen Weißdorninhaltsstoffe enthalten, angeboten. Als sogenannte Standardzulassung bekamen Weißdornblätter mit Blüten in der Darreichungsform Tee die Zulassungsnummer 1349.99.99.

Heute mögliche Anwendung der Hildegardrezepte: Weißdorntee, ebenso aber Weißdorn-Pflanzensäfte oder alkoholische Auszüge können bei leichten Druck- und Beklemmungsgefühlen, leichten Herzrhythmusstörungen, nachlassender Leistungsfähigkeit des Herzmuskels, Abgeschlagenheit u. ä. helfen. Jedoch muß auch hier vor Selbstbehandlung gewarnt werden. Menschen mit Herzbeschwerden müssen sich vom Arzt untersuchen lassen, damit sichergestellt ist, daß kein ernsthafteres (oder sich verschlimmerndes) Leiden vorliegt. Auf ärztlichen Rat hin kann dann das mild wirkende pflanzliche Heilmittel eingenommen werden. Empfohlen wird drei- bis viermal täglich eine Tasse frisch bereiteter Tee oder entsprechende Zubereitungen in Tropfen- oder Drageeform. Pflanzensaft: zwei bis drei Eßlöffel pro Tag. Alkoholische Auszüge: zehn bis 20 Tropfen mehrmals täglich.

Beschaffung des Heilmittels: Weißdorntee gibt es gebrauchsfertig in Aufgußbeuteln. Apotheken und Kräuterhandlungen führen getrocknete Blüten, Blätter und Früchte. Fertig angeboten werden Pflanzensaft und alkoholische Auszüge (Tropfen).

Zubereitung: Tee: Ein Teelöffel Blüten und Blätter pro Tasse in heißem Wasser zehn Minuten ziehen lassen, abseihen.

Bezeichnung im pharmazeutischen Fachhandel: Crataegi flos (Blüten), Crataegi cum flore folium (Blätter und Blüten), Crataegi folium (Blätter), Crataegi fructus (Weißdorn-Früchte).

Wermut

ein wirksames Magenmittel
Bei Überdosierungen können Erbrechen, starke Durchfälle, Harnverhalten, Benommenheit und Krämpfe auftreten!

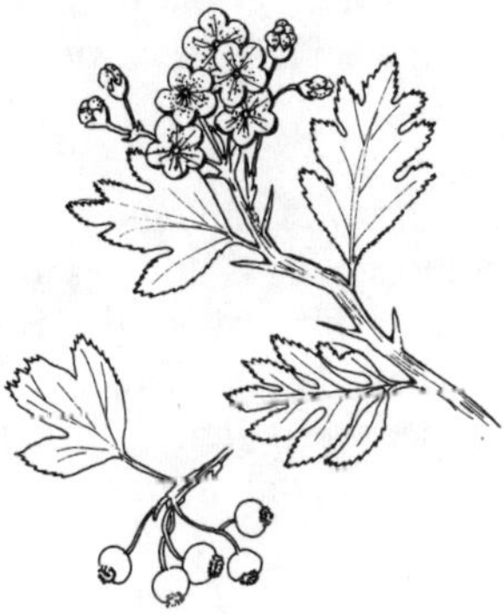

Artemisia absinthium L.

Andere Bezeichnungen: Bitterkraut, Magenkraut, Absinth, Wurmkraut, Wolfszausert, Wiegenkraut, Gottvergeß.

Beschreibung der Pflanze: Bis zu einem Meter hoch wachsendes Kraut aus der Familie der Korbblütler (Compositae) mit grünblauen Blättern und gelben Blüten.

Verwendung bei der heiligen Hildegard von Bingen: In den Schriften sind viele Anwendungsgebiete wiedergegeben. Wermut tut nicht nur »dem schmerzenden Kopf gut, sondern lindert auch Gliederschmerzen«. Saft mit Honig und Wein, nüchtern getrunken, »klärt die Augen, stärkt Herz und Lunge, wärmt den Magen, reinigt die Eingeweide und bringt gute Verdauung«. Auch bei Potenzschwierigkeiten sollte das Kraut helfen.

Geschichte: Artemis, in der Mythologie der Griechen die Göttin der Jagd, ursprünglich die Göttin des Mondes, der Quellen und Flüsse, der Fruchtbarkeit, der Hochzeit und der Geburt, gab dem Kraut den Namen. Die Ägypter kennen seine Heilwirkung seit 4000 Jahren. Rezepte daraus sind auch im Papyrus Ebers erwähnt, das um 1500 vor Christi Geburt entstand.
Natürlich war die Pflanze auch ein Zauberkraut. In den Mund genommen, bewahrte es eine junge Frau davor, eine Hexe zu werden. Auch glaubte man bei uns, mit Hilfe von Wermutbüscheln Regen herbeizaubern zu können: 2 316 Jungfrauen zogen einmal auf den Domplatz von Erfurt, um ein Ende der großen Trockenheit zu erflehen.
Im 18. Jahrhundert schlug dann die Geburtsstunde des »Gifts der Grünen Stunde«. Gemeint war der Absinth, ein aus Wermut, Anis und einigen anderen Kräutern hergestellter Schnaps mit grünlicher Farbe. Das Thujon des Wermutkrauts zerstört auf die Dauer das Nervensystem und führt zu Lähmungen und anderen Krankheitserscheinungen. Im vorigen Jahrhundert genoß man ihn häufig. Die Zeit von vier bis sechs Uhr nachmittags hieß bei den Parisern damals

»l'heure de l'absinthe«, die »Stunde des Absinth« oder, nach der Farbe des Getränks, »l'heure verte«, die »Grüne Stunde«. Berühmte Maler und Musiker gingen an diesem Getränk zugrunde, bevor es in den meisten Staaten der Erde verboten wurde (in Deutschland 1923). Der französische Dichter Paul Verlaine (1844–1896) war im Absinthrausch, als er auf seinen Freund und Reisegefährten Rimbaud zwei Revolverschüsse abgab (was ihm zwei Jahre Gefängnis einbrachte). Baudelaire, Rimbaud, Toulouse-Lautrec sind weitere Namen von Künstlern, die in der »Belle Epoque« dem Absinth verfallen waren.

Verwendete Pflanzenteile: Blätter und blühende Triebe.

Bekannte Wirkstoffe: Bitterstoffe Absinthin, Artabsin (nur bei frischem Kraut), ätherisches Öl mit Chamazulen und Thujon, Gerbstoffe.

Wissenschaftlich nachgewiesene Wirkung: Fördert die Verdauung, regt die Bildung von Gallensäften an, appetitfördernd.

Verwendung in der modernen Pharmaindustrie: Bestandteil zahlreicher Magen- und Darmmittel. Als sogenannte Standardzulassung bekam Wermutkraut in der Darreichungsform Tee die Zulassungsnummer 1339.99.99.

Heute mögliche Anwendung der Hildegardrezepte: Wenn der Hausarzt keine Einwände hat, kann Wermut bei krampfartigen Störungen des Magens, des Darms und der Galle sowie bei Appetitlosigkeit und allen Beschwerden genommen werden, bei denen eine Steigerung der Magensaftbildung nützlich ist (»subazide Gastritis«). (Bei bestimmten Erkrankungen, etwa Magengeschwüren, könnte Wermut jedoch schädlich sein.)

Beschaffung des Heilmittels: Alkoholische Auszüge des Pflanzensafts gibt es fertig zu kaufen, ebenso Wermutkraut in

Aufgußbeuteln, Blüten und Blätter getrocknet in Apotheken und im Fachhandel. Außerdem läßt es sich leicht anbauen.

Zubereitung: Tee: Ein bis zwei Teelöffel der Droge mit heißem Wasser (150 Milliliter) übergießen und etwas ziehen lassen. Nicht mehr als zwei bis drei Tassen pro Tag trinken!

Bezeichnung im pharmazeutischen Fachhandel: Absinthii herba.

Zimt

Zimtrinde verbessert den Geschmack bitterer Arzneien

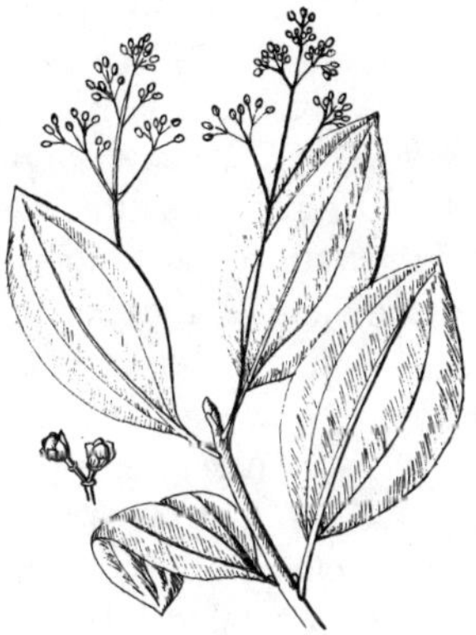

Cinnamomum ceylanicum Blume,
(für die Pflanze).

Andere Bezeichnung: Zimmet.

Beschreibung der Pflanze: Zimtbäume gehören zur Familie der Lorbeergewächse (Lauraceae). Es gibt viele Arten davon. Heute läßt sich nicht mehr genau nachweisen, welche Art Hildegard von Bingen in ihren Rezepten empfahl. Der heute wichtigste Lieferant für Zimtrinde und Zimtöl ist die Pflanze Cinnamomum ceylanicum BLUME. Das ist ein Strauch, der bis zu 16 Meter hoch werden kann, in Zimtkulturen aber durch Zurückschneiden auf einer Höhe von maximal drei Metern gehalten wird. Die Schößlinge liefern in ein bis zwei Jahren die begehrte Rinde, die Grundlage für Zimt und Zimtöl.

Verwendung bei der heiligen Hildegard von Bingen: Die Äbtissin empfiehlt Zimt als Kräftigungsmittel sowie als Bestandteil blutstillender Präparate. Wenn jemand »vom Blutfluß« geplagt war, dann sollten zwei Eidotter mit »Mutterkrautsaft« (Mutterkraut stammt von verschiedenen Chrysanthemenarten), Essig (soviel zwei Eierschalen fassen) und Zimtpulver sowie etwas weniger Zitwerpulver (asiatische Beifußart – Artemisia cina) in etwas Wasser gemischt werden. Das sollte man leicht angewärmt vor und nach dem Frühstück trinken. Den damaligen Handelsverbindungen nach konnte Hildegard sowohl Ceylon-Zimt als auch den chinesischen Zimt (»Cinnamomum cassia«) verwendet haben. Das Pulver war zu ihrer Zeit ein ungewöhnlich kostbares und teures Mittel.

Geschichte: Zimt als Heilmittel ist schon in einem 4 700 Jahre alten chinesischen Kräuterbuch erwähnt. Es war auch den Ägyptern bekannt. Die Phönizier lieferten sowohl Ceylon-Zimt (in sehr geringen Mengen über arabische Zwischenhändler) als auch chinesischen »Kassia«-Zimt. Für den europäischen Markt entdeckt wurde der berühmt gewordene Ceylon-Zimt von den Portugiesen, die den Seeweg nach Ostindien fanden. Sie preßten den ceylonesischen Fürsten

einen jährlichen Tribut von 125 Tonnen Zimt ab. Die Holländer, die den Eroberern von der Iberischen Halbinsel viele Besitzungen in dieser Region abnahmen, legten auf Ceylon die Zimtgärten an, in denen die Gewürzpflanzen kultiviert wurden. Als die Engländer die Insel südlich der indischen Halbinsel besetzten, wurde der Handel das Monopol der berühmt berüchtigten Englischen Ostindien-Kompanie.
Bevor Zimt in anderen Weltregionen angebaut wurde, versuchten die Monopolinhaber, durch ein Knapphalten der Ware die Preise in die Höhe zu treiben. So wurden zum Beispiel im Juni 1760 in Amsterdam Zimtsäcke mit Millionenwert verbrannt, damit der Preis nicht fiel. Erst 1833, als Zimt auch aus anderen Regionen Asiens und aus Amerika kam, gab man das auf. Heute noch ist Zimt in China ein bewährtes Mittel bei Rheuma und Durchfall. Bevorzugt wird in China die aus Nordvietnam stammende Zimtbaum-Rinde.

Verwendete Pflanzenteile: Rinde.

Bekannte Wirkstoffe: Zimtaldehyd, Eugenol, Trans-Zimtsäure, Gerbsäure.

Wissenschaftlich nachgewiesene Wirkung: Verbessert den Geschmack.

Verwendung in der modernen Pharmaindustrie: Heute vorwiegend geschmackverbesserndes Mittel für die Likör- und Parfümindustrie. Für die einstmals häufigere volksmedizinische Verwendung als Mittel gegen Blutungen gibt es heute keine Erklärung mehr. Als sogenannte Standardzulassung bekam Zimtrinde in der Darreichungsform Tee die Zulassungsnummer 1709.99.99.

Heute mögliche Anwendung der Hildegardrezepte: Die Verwendung als Mittel gegen Blutungen kann heute nicht mehr empfohlen werden. Zimt ist heute fast ausschließlich ein Mittel, den Geschmack – z. B. auch von Arzneien – zu verbessern. Die Standard-Monographie sieht als Anwendungsgebiete ferner vor: Beschwerden wie Völlegefühl, Blähungen und leichte krampfartige Magen-Darm-Störungen; Magenbeschwerden, z. B. durch mangelde Bildung von Verdauungssäften.

Gegenanzeigen: Zimtrindezubereitungen sind bei Magen- oder Darmgeschwüren und in der Schwangerschaft nicht anzuwenden.

Bezeichnung im pharmazeutischen Fachhandel: Cinnamomi cortex (Zimtrinde), Cinnamomi oleum (Zimtöl).

Einige praktische Hinweise zum Sammeln, Aufbewahren und Verarbeiten der Heilpflanzen

Heilpflanzen: Selbst sammeln oder in der Apotheke kaufen?

In verschiedenen Gegenden der Bundesrepublik, im Bayerischen Wald etwa, aber auch in der Lüneburger Heide oder in ländlichen Gegenden Baden-Württembergs, gibt es sie noch, die kundigen Frauen und auch Männer, die Bescheid wissen, wann, wo und wie das richtige Heilkraut einzuholen ist. Doch, soll sich jeder in der Apotheke der Natur frei bedienen? Einiges spricht für den Kauf von Drogen im Geschäft.

Da ist zuerst der Naturschutz. Der Raubbau mit der Natur erzwang eine Vielzahl von Schutzverordnungen auf nationaler und internationaler Ebene. Viele Heilpflanzen dürfen überhaupt nicht gepflückt werden – etwa bestimmte Enzianarten. Von anderen ist nur das Ernten der oberirdischen Teile (z. B. bei der Schlüsselblume), nicht aber der vielleicht heilkräftigeren Wurzeln gestattet. Dann gibt es Pflanzen, von denen man nur die Früchte nehmen darf.

Neue Techniken ermöglichen es, auch schwierig zu kultivierende, vom Aussterben bedrohte Arzneipflanzen »feldmäßig« anzubauen, wie dies beim Enzian jetzt gelungen ist. Wer sich also eine Enzianwurzel kauft, schadet der Natur nicht. Er kann zudem relativ sicher sein, daß die Droge die erwünschten Wirkstoffe auch tatsächlich enthält.

Gekaufte »Ganzdrogen« sind oft inhaltsreicher

Die deutsche Gesellschaft für Phytotherapie weist in ihrem Informationsdienst darauf hin, daß der Verbraucher – etwa bei der Kamille – »gut beraten ist, Ganzdrogen zu kaufen und sich diese Teesorte selber aufzubrühen, weil Kamille in Teebeuteln und Instantprodukten, sofern diese nicht von renommierten Firmen vertrieben werden, nicht immer den Wirkstoffgehalt aufweist, den Ganzdrogen in der Regel besitzen«.

Die Gesellschaft bezieht sich dabei auf eine Untersuchung, die heute dem Endverbraucher angebotene Handelsprodukte (»Ganzdroge«, Feinschnitt in Teebeuteln, Instantprodukte) überprüfte und zu dem Schluß kam, daß die »Ganzdrogen mehrheitlich den Anforderungen entsprechen«. Bei Teebeuteln wurden »vereinzelt« einwandfreie Drogen gefunden. Wörtlich heißt es in der Untersuchung: »Feinschnitt für Teebeutel bestand hingegen meist aus Kraut, wodurch bei Pfefferminze der Blattanteil oft nur 50 Prozent, bei Kamille der Blütenanteil nur 15 bis 20 Prozent betrug.«
Selbst Verfälschungen wurden beobachtet. Aus diesem Grund muß man Verbrauchern, die ihre Heilpflanzen nicht selbst anbauen und verarbeiten können, empfehlen, bei oder von renommierten Unternehmen zu kaufen, also Apotheken, guten Kräuterhandlungen und Lieferanten. Sie überwachen die Qualität der Waren, die sie vertreiben (oder als Hersteller in Teebeuteln packen) regelmäßig.
Pflanzliche Arzneimittel werden in Labors laufend auf ihre Identität, die Reinheit und den Gehalt an Inhaltsstoffen untersucht. Wichtig ist auch die Prüfung, ob nicht Rückstände von Pflanzenschutzmitteln, Pestiziden, enthalten sind. Baldrian, Pfefferminze oder Kamille werden in vielen Ländern feldmäßig angebaut und in einigen Gebieten recht sorglos mit Pflanzenschutzmitteln besprüht.
Aus exotischen Ländern eintreffende Arzneipflanzen müssen begast werden, um eventuell enthaltene Schädlinge und Krankheitserreger zu vernichten. Auch hier dürfen keine Rückstände bleiben. (Gegenwärtig laufen in der Bundesrepublik Versuche, dies durch Bestrahlung zu ersetzen.)
Haupthandelszentrum für Übersee-Drogen ist Hamburg. Manche Unternehmen importieren größere Mengen aber auch direkt. Und hier müsse »in noch vermehrtem Maße der Handelspartner und sein Verhalten bekannt sein, will man nicht üble Erfahrungen sammeln ...«, sagte Dr. R. Schrumpf in einer Vortragsreihe über Heilpflanzen zur Situation der pharmazeutischen Hersteller. Er nannte auch Beispiele, wie man versucht, die Abnehmer übers Ohr zu hauen: »Es

kommt immer wieder vor, daß Arzneipflanzenlieferanten versuchen, besonders die teuren Arzneipflanzen durch Verfälschungen zu strecken. Ein Beispiel ist der Krokus, der immer wieder durch die Kronblätter der Ringelblume gestreckt wird. Ja, es kann sogar vorkommen, daß gemahlener Krokus mit Ziegelmehl verfälscht wird. Ein weiteres Beispiel ist die gegen Husten wirksame Bibernellwurzel, die oft mit Heracleum sphondylium (Bärenklauwurzel) verfälscht angeboten wird. Immer wieder kommt es vor, daß Anbauer von Opium versuchen, diese teure Droge durch Beimengung schwerer Bestandteile, etwa Schrotkugeln, gewichtiger zu machen.«

Renommierte Unternehmen und Importfirmen haben einen Stab wissenschaftlicher Mitarbeiter, die dies verhindern.

Viele Drogen, die in Apotheken verkauft werden, stammen aus ehemaligen Ostblockländern, weil diese sie viel preiswerter anbieten, als würden sie bei uns gesammelt. Dazu gehören z. B. auch die »Hildegard-Pflanzen« Kamille, Pfefferminze, Baldrian und Fenchel.

Doch nicht jedes Land liefert zu jeder Zeit gleich wirksame Pflanzen.

Für den Laien gleich aussehende Pflanzen unterscheiden sich oft in ihrer Heilwirkung. Sie zählen – wie Botaniker sagen – zu verschiedenen »Rassen« mit unterschiedlichem Wirkstoffgehalt. Einer Melisse sieht man von außen nicht an, ob sie nun 0,01, 0,1 oder 0,8 Prozent des erwünschten ätherischen Öls enthält. Kamillen mit besonders guten Gehalten kommen gegenwärtig zum Beispiel aus Ungarn, Ägypten und der Tschechei. Beim Wermut etwa werden die polnischen Arten besonders gelobt. Bei einer von einer renommierten Firma vertriebenen Droge eines anerkannten Herstellers kann man wie gesagt davon ausgehen, daß die jeweilige Pflanze auch tatsächlich die erwünschten Inhaltsstoffe hat und – was sehr wichtig ist – von Schadstoffen weitgehend verschont blieb.

Dies ist besonders auch bei uns zu berücksichtigen – in Stadtgebieten kommt nämlich noch das Problem der Schadstoffbelastung hinzu.
Professor Dr. Heinrich Dapper schilderte einmal in einem Vortrag vor dem Berliner Botanischen Verein die Situation in seiner Umgebung. Sie ist sicher auf andere Stadtgebiete in etwa übertragbar.
In Berlin gibt es danach 1 396 Arten von wildwachsenden Farn- und Blütenpflanzen. Fast jede fünfte Pflanze zählt zu den Heilpflanzen, genau 272 Arten. Doch viele davon sind nicht zu ernten. Beifuß und Breitwegerich werden unter den Kräutern genannt, die an Straßen und Wegen der Innenstadt wachsen und mit Schadstoffen stark verunreinigt sind. Brennessel, Löwenzahn und Spitzwegerich, auf Grünflächen und in Erholungsanlagen zu finden, sind oft mit Hundekot und Urin verunreinigt.
Huflattich, Birke und Holunder, die auf ehemaligen Trümmerplätzen und Müllplätzen wachsen, können giftige Stoffe wie Schwermetalle aufgenommen haben. Verschiedene Arzneipflanzen, etwa der Eibisch, der in Berlin vorkam, gelten als »verschollen«. Seit 1953 wurde keine Pflanze mehr gefunden. Wacholder, Andorn und Sanikel gehören zu den »akut vom Erlöschen bedrohten Arten«. Tausendgüldenkraut, der zweigriffelige Weißdorn, die Betonie und das Eisenkraut sind »stark gefährdet«.
Akelei, Wermut, Malve, Pestwurz »gefährdet«.
Unter den nicht gefährdeten Arten sind von den Hildegard-Kräutern lediglich die Schafgarbe, der Beifuß, das Gänseblümchen, die Hänge- und Moorbirke, die Kamille, der eingriffelige Weißdorn, das Pfennigkraut, die Wasserminze, der Farn, Spitz- und Breitwegerich, Blutwurz, Schwarzer Holunder, Feldthymian sowie die Brennessel genannt.
Natürlich schadet niemand der Natur, der unter Beachtung der Naturschutzverordnungen in wenig umweltbelasteter Gegend ein oder zwei Handvoll Schlüsselblumenblüten,

Schafgarben, Huflattich oder andere geeignete pflanzliche Heilstoffe für den Eigenbedarf sammelt. Hierfür noch einige Anmerkungen über das Sammeln und das Verarbeiten dieser Drogen.

So ernten Sie Ihre Kräuter richtig

Das richtige Ernten der Heilpflanzen ist nahezu eine »Geheimwissenschaft«. Man muß nicht nur wissen, zu welchem Zeitpunkt die Pflanze ihren höchsten Wirkstoffgehalt hat. Auch örtliche Gegebenheiten und das Wetter spielen eine Rolle.

Grundsätzlich kann man jedoch sagen, daß die Kräuter nur bei trockenem Wetter eingeholt werden sollen, wenn der Tau verschwunden ist.

Manche sind überzeugt, daß der Mond, der ja die Gezeiten bestimmt, auch den Kreislauf der Säfte in den Pflanzen beeinflußt. Will man Wurzeln haben, sollte man bei abnehmendem Mond ernten, sucht man die oberirdischen Teile, nur bei zunehmendem Mond. Wurzeln, Knollen oder Zwiebeln sollen im Herbst oder im Winter ausgegraben werden, da zu diesem Zeitpunkt die gesamte Kraft, also auch alle Wirkstoffe der Pflanze dort ruhen. Ausgraben sollte man aber – wie schon mehrfach erwähnt – nur selbstangebaute Pflanzen, keine wildwachsenden.

Kräuter (saubere und nicht von Schädlingen befallene) sammelt man dagegen besser kurz vor der Blütezeit, wenn die Lebenskraft aus den unterirdischen Teilen nach oben gegangen ist. Hier muß man sich genau über den Zeitpunkt der Ernte informieren. Nach der Blüte ist zum Beispiel die Melisse für Arzneizwecke ebenso wertlos wie der Beinwell, da die Wirkstoffe von der Pflanze selbst verbraucht wurden.

Werden Blüten gesucht, bleiben ganz geöffnete oder schon welkende an der Pflanze. Nur die halbgeöffneten sollte man nehmen.

Die Kunst des Trocknens

Das gleiche wie für das Ernten gilt für das Trocknen: Einige pflanzliche Heilmittel erreichen ihre angestrebte Wirkung nur, wenn sie künstlich und relativ schnell getrocknet werden. Bei den meisten ist jedoch der langsame, natürliche Wasserentzug vorzuziehen.
Wurzeln, Rinden, Beeren oder Samen dürfen zum Trocknen in die pralle Sonne gelegt werden. Die empfindlichen Blätter und Blüten sollten jedoch, flach ausgebreitet, im Schatten trocknen. Muß man sie aber in das Backrohr des Küchenofens legen, darf die Temperatur in den meisten Fällen 30 bis 40 Grad nicht übersteigen, da sich sonst die ätherischen Öle verflüchtigen.

Einfrieren

Manche Kräuter – etwa Petersilie – gibt es in den meisten Geschäften schon tiefgefroren zu kaufen. Einfrieren ist für viele andere pflanzliche Heilmittel sicher eine sehr geeignete Methode der Aufbewahrung.

Drogen halten nicht immer sehr lange

Getrocknete Pflanzen oder Pflanzenteile sind sehr empfindlich. Sie ziehen leicht Feuchtigkeit und Gerüche an und verlieren mit der Zeit oft ganz von alleine ihre Wirkstoffe. Deshalb sollten sie in verschlossenen Gläsern oder Behältnissen aus Porzellan an einem trockenen, möglichst dunklen Ort (eher kühl als warm) lagern. Gut ist es, sie hin und wieder zu überprüfen, bei Schimmelbildung oder Braunwerden sind sie nicht mehr zu verwenden.

Die Zubereitung der Gesundheitstees und andere Zubereitungsarten

Blätter, Blüten und die Kräuter werden – wenn nicht anders angegeben – mit heißem Wasser übergossen. (Sofern nicht anders vermerkt, etwa ein Teelöffel Droge pro Tasse.) Danach sollte der Aufguß rund zehn Minuten ziehen – am besten zugedeckt, damit die ätherischen Öle nicht entweichen.
Wurzeln, Rinden, Beeren und Samen müssen, damit die Wirkstoffe frei werden, abgekocht werden. Man schneidet die Drogen dazu klein und gibt sie für eine halbe Stunde in kochendes Wasser. Bei vielen Drogen nimmt man weniger als von der Blattdroge der betreffenden Pflanze, da die Inhaltsstoffe in den Wurzeln meist konzentrierter sind.
Die Wirkstoffe aus Wurzeln und Rinden kann man auch durch einen Kaltwasserauszug herausholen. Die Apotheker nennen diese Technik Mazeration. Die pflanzlichen Heilstoffe werden dazu die Nacht über einfach in kaltes Wasser gelegt und stehengelassen.
Alkoholische Getränke aus Heilkräutern sind beliebte Bestandteile der Hausapotheke. Ein Sechstel oder weniger (je nach Heilkraut) der für das Kräutergetränk vorgesehenen Flasche wird mit zerkleinerten – getrockneten oder frischen – Pflanzenteilen gefüllt. Dann je nach Geschmack Sherry oder Likör draufgießen. Nach 14 Tagen abseihen und (meist nicht mehr als 1 Likörglas pro Tag) trinken.
Alkoholische Tinkturen, wie es sie von vielen Kräutern in den Apotheken zu kaufen gibt, kann man ebenfalls selbst herstellen. Man füllt die Flasche dazu mindestens zu einem Viertel mit dem gewünschten Heilkraut und dann mit (70prozentigem) Alkohol auf. Sie steht am besten an einem warmen Ort, aber nicht in der Sonne. Nach sechs Wochen wird alles abgeseiht. Die Tinktur ist gebrauchsfertig.
Hildegard verordnet oft Salben in ihren Rezepten. Salben stellt man am einfachsten her, indem man zwei Eßlöffel der erwähnten Tinktur mit Pflanzenmargarine oder einer Salbengrundlage verrührt.

Wie schon am Anfang dieses Buches, möchte ich trotz – oder gerade wegen – der erstaunlichen Wirkstoffe der schon von der heiligen Hildegard verwendeten Kräuter noch einmal von jeder Art der Selbstbehandlung abraten.
Der Münchner Internist Dr. Ekkehard Weiß leitete seinen Bericht über das Heilmittel Weißdorn mit dem Satz ein: »Vor der Therapie steht die Diagnose – dieser eiserne Grundsatz gilt für die Therapie mit pflanzlichen Heilstoffen ...« Deshalb ist bei jeder Erkrankung (von »Bagatellbeschwerden« wie Schnupfen u. ä. abgesehen) ein Arztbesuch unerläßlich.
Und leider darf man auch nicht vergessen: Die heilige Hildegard von Bingen sagt nicht, daß nach ihren Rezepten jeder gesund wird. Mehrfach liest sich in ihrer Schrift der Satz, daß der Patient gesund wird, »falls der gerechte Ratschluß Gottes zugelassen haben wird, daß dies geschehe ...«.

Literatur

Aebi, A., Büchi, J., Waaler, T. und Eichenberger, E.: Inhaltsstoffe von Petasites hybridus (L.) Fl. Wett. In: Pharmaceutica Acta Helvetiae. 1955.

Bayerein, U., Scheer, A. und Schilcher, H.: Qualitätskriterien zur Beurteilung von Leinsamen als Arzneimittel. In: Deutsche Apotheker Zeitung.

Connert, J.: Valepotriate. In: Der Deutsche Apotheker. September 1980.

Becker, H. und Reichling, J.: Ist die Phytotherapie mit Baldrian und Kamille noch zeitgemäß? In: Deutsche Apotheker Zeitung. 23. 4. 1981 und 18. 6. 1981.

Berger, F.: Handbuch der Drogenkunde. Wien 1954.

Bettermann, D. A. A.: Gallenbeschwerden: rasche Hilfe mit konservativer Therapie. In: Ärztliche Praxis. 90/1980.

Brandegger, M.: Die Kamille – eine Droge, die jeder kennt. In: Heilpflanzen-Report. 22. 3. 1982.

Braun, H.: Heilpflanzen-Lexikon für Ärzte und Apotheker. Stuttgart 1968.

Brüggemann, W.: Phytopharmaka – ihr Beitrag zur ärztlichen Therapie. In.: Zeitschrift für Phytotherapie. 3/1983.

Bundesgesundheitsamt: Standardzulassungen für Kamille, Leinsamen, Pfefferminzblätter, Fenchel, Baldrian. Berlin 1982, 1983, 1984.

Bundesgesundheitsamt: Monographie-Entwürfe für die Standardzulassungen betreffend: Anis, Birkenblätter, Brennessel, Eichenrinde, Eibisch, Enzianwurzel, Holunder, Hopfenzapfen, Huflattich, Römische Kamille, Kümmel, Lavendel, Lindenblüten, Melisse, Ringelblumen, Salbei, Schafgarbe, Spitzwegerich, Süßholz, Tausendgül-

denkraut, Thymian, Wacholderbeeren, Wermutkraut, Weißdornblätter mit Blüten, Taubnesseln. Berlin 1983.
Dapper, H.: Arzneipflanzen in der Berliner Flora. In: Zeitschrift für Phytotherapie. 1/1983.
Durant, W.: Kulturgeschichte der Menschheit. Bd. 6: Das frühe Mittelalter. Frankfurt-Berlin-Wien 1981.
Erbe der Klostermedizin. Symposium in Eltville. 1977.
Eschscholtz, J. F.: Über die Krankheiten der Mannschaft während der drei Jahre der Reise. In: Kotzebue, O. vor: Entdeckungsreise in die Süd-See und nach der Bering-Straße zur Erforschung einer nordöstlichen Durchfahrt. Weimar 1821.
Fels, P.: Die Pflanze im Liebes- und Fruchtbarkeitszauber der Jahrtausende. In: Zeitschrift für Phytotherapie. 3/1982.
Floersheim, G. L., Weber, O., Tschumi, P. und Ulbrich, M.: Die klinische Knollenblätterpilzvergiftung (Amanita phalloides): prognostische Faktoren und therapeutische Maßnahmen. In: Schweizerische medizinische Wochenschrift. 1 12/1982.

Forsch, F., Connert, J. und Hilzinger, K.: Über Valepotriate der in einer Arzneispezialität verwendeten Droge Valeriana mexicana im Vergleich zu Valeriana officinalis. In: Deutsche Apotheker Zeitung. 24. August 1978.
Franz, Ch.: Zur Qualität von Pfefferminz- und Kamillen-Teedroge aus dem Handel. In: Planta medica. Juni 1981.
Frohne, D. und Pfänder H. J.: Giftpflanzen. Handbuch für Apotheker, Ärzte, Toxikologen und Biologen. Stuttgart 1982.
Furlenmeier, M.: Wunderwelt der Heilpflanzen. Zürich 1978.
Gessner, O.: Gift- und Arzneipflanzen von Mitteleuropa. Heidelberg 1974.
Hahn, G., Mayer, A. und Soicke, H.: Salbei. In: notabene medici. 10/1983.
Hanak, Th. und Brückel, M.: Behandlung von leichten stabi-

len Formen der Angina pectoris. In: Therapiewoche. 33/1983.
Hänsel, R. und Haas, H.: Therapie mit Phytopharmaka. Berlin 1983.
Hänsel, R. und Schulz, J.: Valerensäuren und Valerenal als Leitstoffe des offizinellen Baldrians. In: Deutsche Apotheker Zeitung. 4. 2. 1982.
Hansen, K.: Therapeutische Technik für die ärztliche Praxis. Stuttgart 1952.
Harnischfeger, G., und Stolze, H.: Benediktenkraut. In: notabene medici. 12/1981. Mariendistel. In: notabene medici. 4/1981. Schöllkraut. In: notabene medici. 9/1982. Wacholder. In: notabene medici. 3/1982. Weißdorn. In: notabene medici. Januar 1981.
Hertwig, H.: Liebespflanzen. Stuttgart o. J.
Hertzka, G.: So heilt Gott. Stein am Rhein. 9. Auflage 1981.
Ders.: Das Wunder der Hildegard-Medizin. Stein am Rhein. 3. Auflage 1981.
Hildegard von Bingen: Heilkunde. »Causae et Curae«. Das Buch von dem Grund und Wesen und der Heilung von Krankheiten. Nach den Quellen übersetzt und erläutert von H. Schipperges. Salzburg. 3. Auflage o. J.
Dies.: Ursachen und Behandlung der Krankheiten. Übersetzung von Hugo Schulz. Heidelberg. 3. Auflage 1982.
Hlava, B. und Lanska, D.: Lexikon der Küchen- und Gewürzkräuter. Herrsching 1977.
Hoppe, H.: Drogenkunde. Handbuch der pflanzlichen und tierischen Rohstoffe. Hamburg 1958.
Ders.: Drogenkunde. Band 1. Angiospermen. Berlin. 8. Auflage 1975.
Hollerbach, E. und Hollerbach, K.: Kraut & Unkraut zum Kochen & Heilen. Haldenwang. 2. Auflage 1981.
Kimbel, K. H.: Die »Apotheke Gottes«. In: Münchener Medizinische Wochenschrift. 122 (1980) 117.
Kneipp, S.: Volks-Gesundheitslehre. Ein Leitfaden für Gesunde und Kranke. Kempten 1891.

Kühle, A.: Weißdorn hilft dem leistungsschwachen Herzen. In: Ärztliche Praxis. 8/1982.
Leal, F.: Ätherische Öle bei der unspezifischen und unterstützenden Behandlung der Lungentuberkulose. In: Jornal do Medico. 1964.
Lerdi, R.: Die Mistel hemmt das Krebswachstum. In: Ärztliche Praxis. 19/ 1983.
Lorenz, D.: Über die Anwendung von Silibinin bei der Knollenblätterpilz-Vergiftung. In: Deutsches Ärzteblatt. 38/1982.
Madaus, G.: Lehrbuch der biologischen Heilmittel. 3 Bände. Hildesheim 1976.
Maiwald, L.: Pflanzliche Cholagoga. In: Zeitschrift für Allgemeinmedizin. 24/1983.
Messerschmidt, W.: Prüfungen der Quellwirkung gängiger Astragalus- und Plantagozubereitungen. In: Krankenhauspharmazie. 5/1982.
Müggenburg, P.: Drogen und Vegetabilien. Einfuhr- und Ausfuhrhandel. Hamburg 1983. (Lieferverzeichnis)
Müller, I.: Die pflanzlichen Heilmittel bei Hildegard von Bingen. Salzburg 1982.
Müller-Limmroth, W.: Die Streßsituation des Autofahrers und die Möglichkeiten der medikamentösen Beeinflussung. In: Der Deutsche Apotheker. August 1979.
Neumann-Mangoldt, P.: Erfahrungen bei der Behandlung von Gallengangerkrankungen mit Panchelidon. In: Die Medizinische Welt. 4/1977.
Ohrt, F.: Herba, Gratia Plena, Segenssprüche über Heilkräuter. Helsinki 1929.
Phytotherapie in unserer Zeit. Symposium der Gesellschaft für Phytotherapie. 1980.
Poulsson, E.: Lehrbuch der Pharmacologie. Leipzig 1937.
Reinhard, K.-H.: Alkohol – »Arcanum« mit Nutzen und Risiko. Unveröfftl. Manuskript. Gießen 1983.
Rogler, A.: Kräutersegen. Ein Handbuch der Heilpflanzen. Wien-München o. J.
Rote Liste 1983. Verzeichnis von Fertigarzneimitteln der Mit-

glieder des Bundesverbandes der Pharmazeutischen Industrie e. V. Aulendorf/Württ.

Rottenhöfer, J.: Anweisung in der feineren Kochkunst. Nachdruck o. J. (Original: München 1866)

Sawatzki, K.: Injizieren Sie bei einer Kolik doch mal Pestwurz! In: Ärztliche Praxis. 1. 11. 1983.

Schilcher, I.: Kleines Heilkräuter-Lexikon. Bad Homburg 1980.

Schlumpf, R.: Heilpflanzen in der pharmazeutischen Industrie. Vortragsreihe Volkshochschule Bern. 1977.

Schulz, V., Löffler, A. und Gheorghiu, Th.: Resorption von Blausäure aus Leinsamen. In: Leber Magen Darm. 1/1983.

Schwarz, H.: Pflanzengeschichtliche Studien. Mittenwald 1931.

Seeger, P. G.: Die therapeutischen Qualitäten von Petasites officinalis, der Pestwurz. In: Erfahrungsheilkunde. 32/1983.

Sgoll-Heck, G.: Schöllkraut – das magische Unkraut. In: notabene medici. August 1983.

Spaich, W.: Moderne Phytotherapie. Heidelberg 1978.

Steinegger, E. und Hänsel, R.: Lehrbuch der Pharmakogosie. Heidelberg 1972.

St. Hildegard Kurier. Vereinsmitteilungen des Bundes der Freunde Hildegards. A-4880 St. Georgen.

Tomatis, H. P.: Cholezystopathie: Gallenstau muß nicht sein. In: Ärztliche Praxis. 22/1981.

Treben, M.: Gesundheit aus der Apotheke Gottes. Steyr. 6. Auflage 1981.

Wagner, H.: Pharmazeutische Biologie, Drogen und ihre Inhaltsstoffe. Stuttgart 1982.

Ders.: Über die pharmakologische Wirkung von Melissengeist. In: Deutsche Apotheker Zeitung. 30/1973.

Ders., Glasl, H. und Huber, G.: Dünnschicht- und gaschramatographische Wertbestimmung der Petasites-Droge und -Extrakte. In: Deutsche Apotheker Zeitung. 28/1976.

Walter, G.: Cholekinese – Choledynamik. Pharmakologische

Kurzstudie am Chelidonium-Extrakt. In: Ärztliche Praxis. 81/1976.
Weiß, R. F.: Lehrbuch der Phytotherapie. Stuttgart 1982.
Ders.: Die Schafgarbe in der Phytotherapie. In: Zeitschrift für Phytotherapie. 2/1982.
Widmayr, Ch.: Der Bauerngarten – ein Relikt aus vergangener Zeit oder ein lebendiger Garten? In: Schönere Heimat. 1983.
Wolf, E.: Kultivierung von Arzneipflanzen. Vortrag 1983.

Beispiele heute möglicher Anwendungsgebiete der pflanzlichen Heilmittel Hildegards von Bingen

(Sofern es sich nicht um leichte Befindlichkeitsstörungen handelt, nur nach den Vorschriften des Arztes einnehmen!)

Analfissuren:
(schmerzhafte Einrisse der Schleimhaut am After) Bäder aus Eichenrinde

Appetitförderung:
heißer Teeaufguß aus Benediktenkraut
kalter Teeauszug oder heißer Teeaufguß aus Enzianwurzeln
heißer Teeaufguß aus Lavendelblüten
heißer Teeaufguß aus Melisse oder »Melissengeist«
heißer Teeaufguß aus der Schafgarbe oder Säfte daraus
heißer Teeaufguß aus Tausendgüldenkraut
Essenz oder heißer Teeaufguß aus Wacholder oder Wacholderbeeren
heißer Teeaufguß aus Wermut alkoholische Auszüge aus Wermut

Arterienverkalkung:
(Vorbeugung zur)
Knoblauch
kalter Teeauszug aus Mistelkraut

Badezusätze:
Abkochung aus Birkenblättern
Abkochung von Farnwurzeln
Abkochung von Sanikel

Blähungen:
heißer Teeaufguß aus Anis
heißer Teeaufguß aus Dillsamen
heißer Teeaufguß aus Kümmel
kalter Teeauszug aus Pestwurzwurzeln
heißer Teeaufguß aus Sanikel
heißer Teeaufguß aus Schlüsselblumenblüten
heißer Teeaufguß aus Spitzwegerich oder Preßsaft daraus

Erregungszustände, nervöse:
kalter Teeauszug oder heißer
Teeaufguß aus Baldrian

Fieber, leichtes:
(nach Vorschrift des Arztes)
heißer Teeaufguß aus Holunderblüten

Frostbeulen:
Gurgel- und Spüllösungen aus Eichenrinde

Frühjahrsmüdigkeit:
Saft aus Brunnenkresse

Fußschweiß:
Abkochung aus Birkenblättern

Gallenbeschwerden:
(nur nach ärztlicher Verordnung)
heißer Teeaufguß aus Pfefferminzblättern
heißer Teeaufguß aus Pestwurzblättern
kalter Teeauszug aus Pestwurzwurzeln
heißer Teeaufguß aus Ringelblumenblüten
heißer Teeaufguß aus Schafgarbe oder Saft daraus
heißer Teeaufguß aus Wermut
alkoholische Auszüge aus Wermut

Gastritis, subazide:
(Gastritis als Folge zu geringer Magensaftbildung)
kalter Teeauszug oder heißer Teeaufguß aus Enzianwurzeln
heißer Teeaufguß aus Tausendgüldenkraut
heißer Teeaufguß aus Wermut
alkoholische Auszüge aus Wermut

Gelenkleiden:
Bäder in Haferstrohabkochungen

Geschwüre:
Wenn der Hausarzt einverstanden ist,
Brei aus Bockshornkleesamen auflegen

Harntreibende Mittel:
heißer Teeaufguß aus Bibernelle
heißer Teeaufguß aus Birkenblättern
Abkochung aus Bohnen
heißer Teeaufguß aus Brennesselblättern
heißer Teeaufguß aus Dillsamen
heißer Teeaufguß aus Liebstöckel
heißer Teeaufguß aus Petersilienwurzel

Herzbeschwerden als Folge von Blähungen:
(nur nach ärztlicher Untersuchung)
heißer Teeaufguß aus Kümmel

Herzbeschwerden
(leichte Druck- und Beklemmungsgefühle, leichte Herzrhythmusstörungen, Nachlassen der Leistungsfähigkeit des Herzmuskels – nur nach ärztlicher Untersuchung und Verordnung!)
heißer Teeaufguß aus Weißdorn
alkoholische Auszüge aus Weißdorn

Herzmittel:
(nur nach Vorschriften des Arztes)
Abkochungen in Wein oder in Apotheken hergestellte Arzneimittel aus Galgant

Husten:
heißer Teeaufguß aus Beinwell
heißer Teeaufguß aus Fenchel
heißer Teeaufguß aus Huflattichblättern
Inhalieren von Dämpfen des Kamillenaufgusses
heißer Teeaufguß aus Kamillenblüten

heißer Teeaufguß aus Lungenkraut
heißer Teeaufguß aus Malvenblüten und Blättern

Katarrh:
heißer Teeaufguß aus Anis
(zur Förderung der Schleimlösung)
Inhalieren von Dämpfen des Kamillenaufgusses
heißer Teeaufguß aus Spitzwegerich oder Preßsaft daraus
heißer Teeaufguß aus Thymiankraut

Kopfschmerzen, nervös bedingte:
(wenn der Arzt organische Ursachen ausschließt)
heißer Teeaufguß aus Melisse oder »Melissengeist«
heißer Teeaufguß aus Pestwurzblättern
kalter Teeauszug aus Pestwurzwurzeln

Kräftigungsmittel:
Essen von Bockshornkleesamen
Dinkelkörner

Krampfartige Beschwerden:
(im Magen- und Darmbereich)
heißer Teeaufguß aus Anis
kalter Teeauszug oder heißer Teeaufguß aus Baldrian
heißer Teeaufguß aus Kamille
kalter Teeauszug aus Mistelkraut
heißer Teeaufguß aus Pestwurzblättern
kalter Teeauszug aus Pestwurzwurzeln
heißer Teeaufguß aus Schafgarbe oder Saft daraus
heißer Teeaufguß aus Wermut
alkoholische Auszüge aus Wermut

Leberbeschwerden:
(nur Zugabe- bzw. Vorbeugemittel neben der ärztlichen Behandlung)
heißer Teeaufguß aus Mariendistelkörnern

Magenbeschwerden:
kalter Teeauszug aus Andornblättern
heißer Teeaufguß aus Basilikum
heißer Teeaufguß aus Benediktenkraut
heißer Teeaufguß aus Gundelrebe
gepreßter Saft aus Gundelrebe
Haferschleim
heißer Teeaufguß aus Kamille
Leinsamen
heißer Teeaufguß aus Melisse
oder »Melissengeist«
heißer Teeaufguß aus Pfefferminzblättern
heißer Teeaufguß aus Pestwurzblättern
kalter Teeauszug aus Pestwurzwurzeln
heißer Teeaufguß aus Schafgarbe oder Saft daraus
heißer Teeaufguß aus Weißer Taubnessel

Magen- und Darmbeschwerden:
alkoholische und nichtalkoholische Auszüge aus der Alantwurzel
heißer Teeaufguß aus Fenchel
heißer Teeaufguß aus Kamille
Knoblauch
heißer Teeaufguß aus Salbeiblättern
heißer Teeaufguß aus Sanikel

Meteorismus:
heißer Teeaufguß aus Lavendelblüten
heißer Teeaufguß aus Melisse oder »Melissengeist«

Munddesinfektion:
Gurgelmittel aus Salbeiblättern

Mundschleimhautentzündung:
Gurgel- und Spüllösungen aus Eichenrinde

Nachtschweiß:
heißer Teeaufguß aus Salbeiblättern

Reizlinderung bei Schleimhautentzündung im Magen- und Darmkanal:
kalter Teeauszug aus Eibischwurzeln
heißer Teeaufguß aus Eibischblättern
heißer Teeaufguß aus Kamille
heißer Teeaufguß aus Lavendelblüten

Reizlinderung bei Schleimhautentzündung im Mund- und Rachenraum:
kalter Teeauszug aus Eibischwurzeln
heißer Teeaufguß aus Eibischblättern
heißer Teeaufguß aus Huflattichblättern

Rheumaschmerzen:
Auflegen frischer Kräuter, Bäder oder Einreiben mit alkoholischen Auszügen aus Farnblättern bzw. Farnwurzeln
Bäder in Haferstrohabkochungen
kampferhaltige Fertigarzneimittel zum Einreiben

Roemheldscher Symptomenkomplex:
(reflektorisch ausgelöste Herzbeschwerden)
heißer Teeaufguß aus Kümmel
heißer Teeaufguß aus Lavendelblüten

Schlafstörungen:
heißer Teeaufguß aus Hopfenblüten
heißer Teeaufguß aus Lavendelblüten
Kräuterkissen aus Lavendelblüten

Schleimlösung bei Katarrhen:
heißer Teeaufguß aus Anis
Inhalieren von Dämpfen des Kamillenaufgusses

Schweißbildung:
(Reduzierung zu großer)
heißer Teeaufguß aus Salbeiblättern

Schweißtreibende Mittel:
heißer Teeaufguß aus Basilikum
heißer Teeaufguß aus Holunderblüten
Schwitzpackungen mit Leinsamen

Schwellungen:
(nach ärztlicher Vorschrift)
Auflagen mit aufgequollenen Leinkörnern

Sodbrennen:
heißer Teeaufguß aus Betonie
Essenzen aus Wacholder oder Wacholderbeeren

Speichelbildung:
(Reduzierung von zu großer)
heißer Teeaufguß aus Salbeiblättern, auch Gurgelmittel daraus

Unruhe:
heißer Teeaufguß aus Hopfenblüten
heißer Teeaufguß aus Lavendelblüten

Venenentzündungen:
Breiumschläge aus pulverisierter Beinwellwurzel

Verdauungsförderung:
Salat der Bachbunge
heißer Teeaufguß aus Beifuß
heißer Teeaufguß aus Beinwell
heißer Teeaufguß aus Benediktenkraut
heißer Teeaufguß aus Eisenkraut
kalter Teeauszug oder heißer Teeaufguß aus Enzianwurzeln

Kerbel als Salatbeigabe
heißer Teeaufguß aus Kümmel
Schleimabkochungen sowie Körner des Leins
heißer Teeaufguß aus Pfefferminzblättern
Zugabe des Gewürzes Pfeffer
heißer Teeaufguß aus Tausendgüldenkraut
Essenzen aus Wacholder oder Wacholderbeeren

Verstopfung:
Fertigarzneimittel, die Aloe enthalten
Schleimabkochungen sowie Körner des Leins

Völlegefühl:
heißer Teeaufguß aus Kümmel
heißer Teeaufguß aus Weißer Taubnessel

Wasserlassen, Beschwerden bei:
heißer Teeaufguß aus Brennesselblättern

Wetterfühligkeit:
heißer Teeaufguß aus Melisse oder »Melissengeist«

Zahnfleischbluten:
heißer Teeaufguß aus Brombeerblättern

Zahnfleischentzündungen:
warmer Teeaufguß aus Salbeiblättern als Gurgelmittel

Zwölffingerdarm-Entzündung (Duodenitis):
kalter Teeauszug aus Eibischwurzeln
heißer Teeaufguß aus Eibischblättern

Deutsche Pflanzennamen

Adonisröschen 30
Akelei 17, 35, 47, 296
Alant 38, 126
Aloe 41
Andorn 37, 45, 237, 296
Anis 20, 48, 103, 131
Aronstab 52

Bachbunge 55
Baldrian 57, 295
Basilikum 62
Beifuß 28, 65, 296
Beinwell 68
Benediktenkraut 72
Betonie 75, 296
Bibernelle 78, 295
Birke 81, 296
Birkenblätter 28
Blutwurz 296
Bockshornklee 86, 129
Bohnen 89
Breitwegerich 296
Brennessel 92, 106, 296
Brombeere 96
Brunnenkresse 99

Chrysantheme 49, 102

Dill 93, 105 - 106, 129, 159
Dinkel 108
Eibisch 28, 111, 190, 296
Eiche 115
Eisenkraut 118, 227, 296
Engelsüß 126
Enzian 44

Farn 39, 125, 296
Fenchel 44, 87, 106, 124, 128, 137, 237, 295
Fingerhut 28, 30
Fingerhutarten 28

Galgant 87, 129, 133

Gänseblümchen 296
Gelber Enzian 121
Gundelrebe 136

Hafer 139
Himbeere 19
Holunder 142, 296
Honig 129
Hopfen 145
Huflattich 28, 36, 148, 296 - 297

Kakao 19
Kamille 20, 27, 44, 151, 295 - 296
Kampfer 40, 154
Kerbel 126, 158
Kirsche 19

Knoblauch 161, 227
Königsblume 49
Königskerze 18, 39, 103, 164
Krokus 295
Kümmel 79, 167

Lavendel 171
Lein 175
Liebstöckel 76, 93, 106, 180 - 182
Linde 19
Lorbeer 183
Löwenzahn 296
Lungenkraut 186

Maiglöckchen 30
Majoran 184, 237
Malve 189, 296
Mariendistel 8, 28, 44, 192
Melisse 17, 27, 197
Minze 124, 202, 209
Mistel 206
Muskatnuß 129

Pestwurz 213, 296
Petersilie 160, 182, 217, 298
Pfeffer 79, 87, 221
Pfefferkraut 87
Pfefferminze 20, 37, 131, 269, 295
Pfennigkraut 226, 296
Pfingstrose 228

Raps 19
Raute 28
Ringelblume 18, 232, 295
Rose 19
Roßkastanien 28

Sadebaum 18
Salbei 184, 236
Sanikel 241, 296
Schafgarbe 7 - 8, 39, 129, 244, 296, 297
Schlüsselblume 28, 248, 296
Schöllkraut 252
Senna 44
Spitzwegerich 296
Süßholz 30, 129, 131, 258

Taubnessel 262
Tausendgüldenkraut 28, 265, 296
Thymian 268 - 269

Wacholder 18, 28, 39, 84, 271, 296
Wasserminze 296
Wegerich 274
Weißdorn 28, 296, 279, 300
Wermut 119, 283, 296
Zimt 287

Botanische (lateinische) Bezeichnungen

Achillea millefolium L. 244
Allium sativum L. 161
Aloe abyssinica Lam. 41
Aloe ferox Mill. 41
Aloe vera L. 41
Alpinia officinarum HANCE. 133
Althaea officinalis L. 111
Anethum graveolens L. 105
Anthriscus cerefolium L. 158
Aquilegia vulgaris L. 35
Artemisia absinthium L. 66, 283
Artemisia dracunculus L. 66
Artemisia vulgaris L. 65
Arum maculatum L. 52
Avena sativa L. 139

Betonica officinalis L. 75
Betula pendula Roth 81
Betula pubescens Ehrh. 81

Calendula officinalis L. 18, 232
Camphora 154
Carduus marianum L. 192
Carum carvi L. 167
Centaurium umbellatum Gil. 265
Chelidoniuxn maius L. 252
Chrysanthemum vulgare 102
Cinnamomum camphora L. 154
Cinnamomum ceylanicum BLUME 287
Cnicus benedictus L. 72
Crataegus oxyacantha L. 279
Cuminum cyminum L. 167

Foeniculum vulgare Miller var. vulgare 128

Gentiana lutea L. 121
Glechoma hederancea L. 136
Glycyrrhiza glabara L. 258

Humulus lupulus L. 145

Inula helenium L. 38

Juniperus communis L. 271
Juniperus sabina 18

Lamium album L. 262
Laurus nobilis L. 183
Lavandula officinalis 171
Levisticum officinale Koch. 180

Linum usitatissimum L. 175
Lysimachia nummularium 226

Malva silvestris L. 189
Marrubium vulgare L. 45
Matricaria chamomilla L. 151
Melissa officinalis L. 197
Mentha aquatica 202
Mentha arvensis 202
Mentha longifolia L. 202
Mentha piperita 202
Mentha spicata 202
Mentha suaveolens 202

Nasturtium officinale R. Br. 99

Ocimum basilicum L. 62

Paeonia officinalis L. 228
Petasites hybridus (officinalis) 213
Petroselinum crispum 217
Phaseolus vulgaris L. 89
Pimpinella anisum L. 48
Pimpinella maior (L.) 78
Pimpinella saxifraga L. 78
Piper nigrum L. 221
Plantage psyllium 274
Plantago afra L. 274
Plantago arenaria Waldstein et Kitaibel 274
Plantago indica 274
Plantago lanceolata L. 274
Plantago maior L. 274
Polypodium vulgare L. 125
Primula officinalis L. 248
Pulmonaria officinalis L. 186

Quercus robur L. 115

Rubus fructicosus 96

Salvia officinalis L. 236
Sambucus nigra L. 142
Sanicula europaea 241
Silybum marianum (L.) Gaertn. 192
Symphytum officinale L. 68

Thymus vulgaris L. 268
Trigonella foenum graecum L. 86
Triticum spelta L. 108
Tussilago farfara L. 148

Urtica dioica 92
Urtica urens 92

Valeriana officinalis L. 57
Verbascum thapsiforme SCHRAD. 164
Verbena officinalis L. 118
Veronica beccabunga L. 55
Viscum album L. 206